婴儿和儿童眼病早发现早治疗

李平余 编著

金盾出版社

内 容 提 要

本书简要介绍了婴儿、儿童眼病的基础知识、病因、病理、发病机制、临床诊断、检查指标等,详细介绍了眼球的构造、视力和视觉、新生儿结膜炎、先天性鼻泪管阻塞、屈光不正、弱视、儿童斜视、先天性眼球震颤、先天性上眼睑下垂、先天性白内障、先天性青光眼、早产儿视网膜病变、视网膜母细胞瘤等疾病的治疗和防治措施。其内容科学实用,知识新颖,实用性强,适合全科医师和患者及家人阅读。

图书在版编目(CIP)数据

婴儿和儿童眼病早发现早治疗/李平余编著. —北京:金盾出版社,2013.8
ISBN 978-7-5082-8140-7

Ⅰ.①婴… Ⅱ.①李… Ⅲ.①小儿疾病—眼病—防治 Ⅳ.①R779.7

中国版本图书馆 CIP 数据核字(2013)第 040702 号

金盾出版社出版、总发行
北京太平路 5 号(地铁万寿路站往南)
邮政编码:100036 电话:68214039 83219215
传真:68276683 网址:www.jdcbs.cn
封面印刷:北京精美彩色印刷有限公司
正文印刷:北京万博诚印刷有限公司
装订:北京万博诚印刷有限公司
各地新华书店经销
开本:850×1168 1/32 印张:8.625 字数:216 千字
2013 年 8 月第 1 版第 1 次印刷
印数:1~7 000 册 定价:22.00 元
(凡购买金盾出版社的图书,如有缺页、
倒页、脱页者,本社发行部负责调换)

前　言

　　在我国,有5％～10％的学龄前儿童和10％的学龄儿童有视觉问题。视觉有问题不但影响孩子的学习和职业的选择,而且如果不能在视觉发育的关键期发现和纠正,将导致永久性视力丧失。

　　20世纪在视觉领域内,最重大的科研成果是发现视觉发育的关键期。视觉发育的特殊阶段称为关键期。在关键期内双眼接受适当的视觉刺激,对视觉的正常发育至关重要。如果在关键期内缺乏正常刺激,很多视觉功能的发育将非常困难,甚至于不可能。儿童在8岁前由于视网膜和大脑视皮质正在发育,对形觉剥夺的不良影响非常敏感。关键期理论是婴儿和儿童眼病早发现、早治疗的根本依据。例如,患先天性白内障的婴儿,在关键期缺少视觉发育必不可少的清晰影像的刺激,在出生5～6月前又未能治疗,视力将终身丧失。

　　根据联合国卫生组织的资料,儿童盲(0～15岁的盲人)中28％可预防,15％可治疗。儿童盲的主要原因为维生素A缺乏导致的角膜软化、白瞳症(如视网膜母细胞瘤)、遗传性先天异常(如先天性青光眼和白内障)、早产引起的早产儿视网膜病变、弱视、角膜瘢痕（主要原因为维生素 A 缺乏、麻疹、腹泻和营养不良）等。

弱视是常见的儿童眼病，因为症状不明显，诊断和治疗常常被延误，必须早期发现。引起弱视的危险因素，如斜视、眼球震颤、上睑下垂、白内障等，是早期发现和治疗弱视不可忽视的问题。近视眼的发病率逐年增加，从小学到大学孩子们的眼镜度数越戴越深，为什么会发生近视眼？有预防办法吗？本书将进行深入探讨。虽然先天性青光眼，早产儿视网膜病变和视网膜母细胞瘤并不多见，但是，如果不能早期发现和治疗，前两种眼病将引起失明，后一种眼病将导致患儿死亡。

本书分为十六章，依次为眼球的构造，视力和视觉，新生儿结膜炎，先天性鼻泪管阻塞，近视眼，远视眼，散光和屈光参差，弱视，儿童斜视，先天性眼球震颤，先天性上睑下垂，先天性白内障，先天性青光眼，早产儿视网膜病变，视网膜母细胞瘤，婴儿和儿童的视力筛查。

从事小儿眼科的住院医生，儿科医生，全科医生，农村医生，家庭医生，眼科护士，产科和儿科护士，如果您遇到婴儿和儿童眼病和视力筛查的问题，不妨翻阅本书，将会有意外的发现和收获。

李平余

目 录

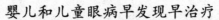

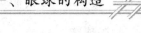

一、眼球的构造

1. 眼球由几部分组成

眼球为球形,前后径为 24 毫米,前部为透明的角膜,后面大部分为白色的不透明的巩膜。

眼球位于颅骨前方两个前大后尖,如金字塔形的眼眶内。眼球靠筋膜和韧带固定在眼眶的前部,周围为脂肪组织,可以自由转动。眼球前方有眼睑保护,周围和后面靠眶骨保护。

按照功能,可以把眼球分为三大部分:

(1)聚焦光线的前部(角膜和晶状体)。

(2)眼球后部的感光层(视网膜)。

(3)把收集到的视觉信息传递到脑的"电线"(视神经)。

按照解剖部位(图 1),可以将眼球分为两大部分:

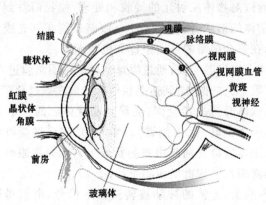

图 1 眼球解剖示意图(纵剖面)

（1）眼球壁

①外层。为胶原纤维等组成的球形外壁,前面为角膜,后面为巩膜。

②中层。为葡萄膜,又称色素膜,含有丰富的黑色素和血管。从前到后依次为虹膜、睫状体、脉络膜。

③内层。为视网膜,含有光感受器,锥体和杆体细胞。

（2）眼内容物：①房水。②晶状体。③玻璃体。

临床上把眼球晶状体和晶状体以前的部分称为眼前节(段),晶状体以后的部分称为眼后节(段)。

眼睛除眼球之外,还有眼睑、结膜、泪器和眼外肌等附属器。

以下问答中将分别介绍眼球和附属器的解剖和生理功能。为了叙述方便,不完全按照上述分类。

2. 我们是如何视物的

眼睛是感光器官,使我们对周围世界的认知和了解比其他4种感觉(听觉、嗅觉、味觉、触觉)都要多。我们进行任何活动都离不开眼睛,如工作、阅读、看电视、写信、开车,以及其他无数活动。大多数人都会同意,在各种感觉中,视觉最有价值。

眼睛通过对物体反射光的接收和处理,使我们看到和了解世界上各种物体的形状、颜色和大小。眼睛只能在有光线的环境中看见物体,在完全黑暗的环境中什么也看不见。

从物体上发出的光波,通过眼球前面的透明角膜进入眼内,穿过瞳孔(虹膜中央的圆孔)到达晶状体。光波在通过角膜时产生会聚,通过晶状体时进一步会聚,会聚到晶状体后的一个节点(N)。在节点上,影像翻转(上下倒置)。然后,光波穿过凝胶状的玻璃体,聚焦在眼球后部视网膜中央的黄斑上。如果把眼球比作照相机,视网膜就相当照相机里面的胶片(图2)。

在视网膜上,光波的冲动被转换为电信号,电信号通过视神经,沿着视路被传送到大脑枕叶的视皮质(视觉中枢),电信号在这

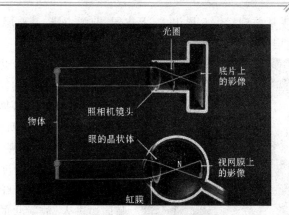

图2 眼球屈光系统和照相机工作原理
比较示意图(眼球中的"N"为节点)

里被综合和转换为视觉图像。

聚焦到视网膜上的影像的确是颠倒的,不但颠倒,而且还有镜像反转,即物体右边的反射光投射到视网膜的左边,反之亦然。我们没有看到一个颠倒的世界,是大脑在生命早期努力学习的结果。大脑在发育过程中,调整视觉影像,使之与外界物体完全一致。大脑把看到的物体的影像先储存起来,然后自动将其反转和颠倒。一般认为,出生后6周,婴儿才能把影像转成正位。换句话说,6周前的婴儿看到的是一个颠倒的世界。

3. 什么是角膜和巩膜

(1)角膜:角膜为眼球前方的凸出部分,约占眼球外层的六分之一(图1)。它是眼睛的窗口,光线由此进入眼内。眼内司聚焦光线任务的构造有两个:角膜和晶状体。角膜比晶状体的聚焦能力强。角膜大部分由结缔组织构成,其前表面覆盖很薄的上皮层。上皮是组织的一种,我们全身都覆盖着上皮层。

角膜从前到后由 5 层组成:上皮层、前弹力膜、基质层、后弹力膜、内皮层(图 3)。

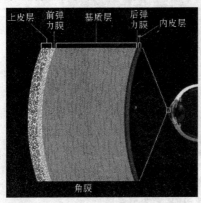

图 3　角膜构造示意图

角膜没有血管,几乎不含细胞,所以是透明的。如果角膜受到刺激或感染,周围的血管将侵入角膜,帮助修复,但影响透明度,导致视力下降。角膜神经纤维的密度超过全身其他组织。神经纤维从角膜周边进入,放射状的分布在角膜中央。这些神经纤维含有疼痛感受器和寒冷感受器,没有热感受器和触觉感受器。

角膜对疼痛非常敏感,这就是"眼里揉不得沙子"的道理。

(2)巩膜:角膜的周边和巩膜相连,巩膜构成眼球外层的后六分之五(图 1)。巩膜为白色不透明的组织,具有保护眼球的功能。它为眼外肌提供附着点,使眼球能够灵活转动。

4. 什么是虹膜和瞳孔

(1)虹膜:透过角膜可以清楚地看见有颜色的虹膜。它是大量结缔组织和平滑肌纤维组成的圆盘状隔膜组织,中央有孔(瞳孔)。虹膜位于角膜和晶状体之间,它把眼前节分为两个空间:角膜与虹膜之间的前房和虹膜与晶状体之间的后房。

虹膜从前到后分为 3 层:上皮层、基质层、内皮层。

虹膜的颜色取决于色素的总量。完全没有色素,虹膜呈粉红色(如白化病患者)。某些色素使虹膜呈蓝色、绿色、淡褐色或褐色。实际上只有两种色素:黑色素和脂肪色素,由它们的量决定虹膜的颜色。这两种色素受基因控制,与遗传有关。

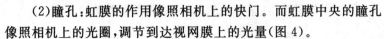

一、眼球的构造

（2）瞳孔：虹膜的作用像照相机上的快门。而虹膜中央的瞳孔像照相机上的光圈，调节到达视网膜上的光量（图4）。

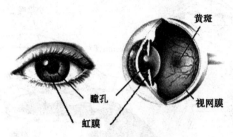

图4　虹膜和瞳孔构造示意图

进入眼内的光线减少时（如在黑暗中），虹膜开大肌（在虹膜内像轮辐一样放射状排列）把虹膜从中央向周边拉，使瞳孔开大，让更多的光线到达视网膜。当进入眼内的光线太亮时，虹膜括约肌（围绕在瞳孔周围）收缩，使瞳孔缩小，减少到达视网膜的光线。

5. 什么是睫状体、前房和前房角

（1）睫状体：睫状体为环状组织，位于虹膜的后面。睫状体附有灰白色的细小纤维，即小带或称晶状体悬韧带。晶状体被小带悬挂在眼球内。睫状体的营养来自供给虹膜营养的血管。

睫状体有两大功能：一是分泌房水，即充满眼球前部的清亮液体；二是通过睫状体收缩改变晶状体的形状进行屈光调节。

（2）前房：角膜和虹膜与晶状体之间的空间称为前房，房水充满其间（图1、图5）。

（3）前房角：在前房周边，角膜和虹膜连接处形成的夹角，称为前房角或角膜巩膜角。房角内最重要的结构是小梁网，睫状体分泌的房水，从后房通过瞳孔进入前房，然后通过小梁网排出到眼外（图5）。如果房水不能正常排出到眼外，眼内压力（简称眼压）升高，引起视神经损害，最终导致失明，这种情况称为青光眼。

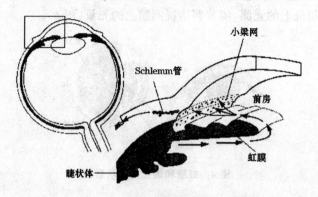

图5 睫状体、前房和前房角示意图(箭头显示
房水生成和排出的流动方向)

6. 什么是玻璃体和晶状体

(1)**玻璃体**:玻璃体为透明凝胶体，位于晶状体和视网膜之间的眼球后部空间，占眼球容积的80％(图1)。进入眼内的光线通过角膜、瞳孔、晶状体，最后穿过玻璃体到达视网膜。玻璃体的主要功能是，维持眼球的形状，支撑视网膜等周边组织，对眼球有减震和保护作用。

玻璃体由水(99％)、胶原纤维网、大分子透明质酸、透明蛋白原、无机盐、糖、维生素C等组成。

(2)**晶状体**:由来自上皮细胞的纤维组成，这些细胞的细胞质使晶状体具有透明的质地。晶状体位于虹膜的后面(图1)。晶状体由4层组成:囊、上皮、皮质、核(图6)。

晶状体囊是围绕在晶状体周围的一层透明的膜，具有很强的弹性，始终保持一定的张力，使晶状体自然倾向于球形，使眼聚焦在近距离。晶状体周围有长而且强有力的小带。小带一端附着在

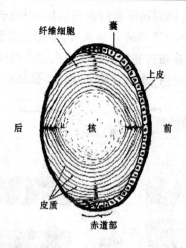

纤维细胞　囊

上皮

后　核　前

皮质

赤道部

图6　晶状体构造示意图(纵切面)

晶状体赤道部,另外一端和环形睫状体的睫状突连接,把晶状体悬挂在眼内。

当睫状体内的睫状肌放松时,睫状体形成的环变大,睫状突牵拉小带,小带在晶状体的赤道部牵拉晶状体囊,使整个晶状体前后的凸面变平,便于眼球能聚焦在远处。反之,当睫状肌收缩时,睫状体形成的环变小,小带作用于晶状体囊上的张力减小,晶状体囊收缩,晶状体前后凸面隆起,使眼球能够聚焦在近处。这种晶状体形状的变化,使眼球能够聚焦在不同距离,看清楚各种距离的物体。眼球的这种功能被称为"调节"。

7. 什么是脉络膜和视网膜

(1)脉络膜:脉络膜位于巩膜和视网膜之间。它向前和睫状体连接,向后附着在视神经的周围。脉络膜由血管层组成,任务是供给眼球后部的营养。

(2)视网膜:视网膜位于眼球的最内层,相当于照相机的底片。视网膜是由感光神经组成的复杂系统,能把接收到的光波转换成电信号,然后通过视路传递到大脑的视皮质。视网膜从外(靠近血管丰富的脉络膜)向内(靠近玻璃体)由10层组成(图7)。

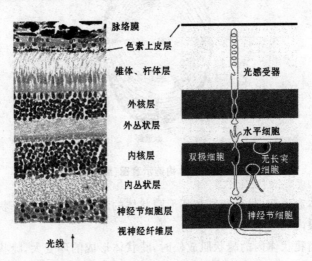

图7 视网膜构造示意图

①色素上皮层。

②锥体、杆体层(由光感受器细胞锥体和杆细胞的外节和内节组成)。

③外界膜。

④外核层(由锥体和杆体细胞的细胞体组成)。

⑤外丛状层(由锥体和杆体细胞的轴突、水平细胞的和双极细胞的树突组成)。

⑥内核层(由水平细胞、双极细胞、无长突细胞和 Muller 细胞的细胞核组成)。

⑦内丛状层(由双极细胞和无长突细胞的轴突及神经节细

的树突组成)。

⑧神经节细胞层(由神经节细胞和移位的无长突细胞的细胞核组成)。

⑨神经纤维层(由视网膜的神经节细胞的轴突组成)。这些神经纤维汇聚到视盘(视乳头),组成视神经。

⑩内界膜(将视网膜和玻璃体分开)。

在视网膜色素上皮层的下面,由内(靠近视网膜)到外(远离视网膜)依次有4层:①脉络膜基底膜(将视网膜的色素上皮和脉络膜分开)。②脉络膜毛细血管。③大的脉络膜血管。④巩膜。

光线进入眼内,首先通过角膜进行会聚,然后经晶状体再会聚。光线会聚在视网膜前面的节点之后,分散投射到视网膜上。光线通过视网膜透明的内9层,在最外面的一层(色素上皮层)形成倒置的影像。影像被反射到杆体细胞和锥体细胞所在的第二层。

光线引起锥体细胞内的"视紫蓝质"和杆体内的"视紫红质"的化学反应,开始进行视觉过程。活动的光感受器刺激双极细胞,双极细胞再刺激神经节细胞。神经冲动不断进入神经节细胞的轴突,沿视神经到达大脑枕叶的视皮质,在这里被我们感知为一个倒置的影像。

每只眼有650万～700万个锥体细胞,它们对亮光和颜色高度敏感。锥体集中在黄斑部。黄斑中心凹位于黄斑的中心,只有锥体细胞没有杆体细胞。锥体细胞的色素有3层,分别对430～440纳米(1纳米等于十亿分之一米,百万分之一毫米)的短波,535～540纳米的中波和560～565纳米的长波敏感。人眼能够接受的最亮光波的波长为555纳米,呈黄绿色。一旦锥体细胞色素被光线漂白,大约6分钟后才能再生。

每只眼有1.2亿～1.3亿个杆体细胞,它们对暗光敏感。视网膜周边的杆体细胞密度最高,越靠近黄斑部越少。杆体细胞不能感知颜色,这就是我们在夜间或暗光下难以分辨颜色的原因。

杆体细胞色素对 500 纳米长的光波最敏感。杆体细胞色素被光线漂白后,大约需要 30 分钟才能再生。

锥体细胞有缺陷或受到损伤可引起色盲,而杆体细胞有缺陷或受到损伤可引起夜盲。

8. 什么是黄斑和黄斑中心凹

(1)黄斑:黄斑是视网膜中央一个淡黄色的小圆形区(图 4),为我们提供最好的远视力。当我们直接看一个物体时,物体形成的影像正落在黄斑上。健康的黄斑使我们有正常的视力(1.0)。有的人视力超过正常标准,可达到 2.0,可能因为黄斑部锥体细胞的密度比常人大的缘故。

(2)黄斑中心凹:黄斑的中心称为中心凹,此处只有锥体细胞,没有杆体细胞(图 8),此处视力最好。在检眼镜(眼底镜)下,黄斑中心凹是一个锐利的亮点。中心凹有 11 万~11.5 万个锥体细胞。是视网膜辨认颜色的主要部分。

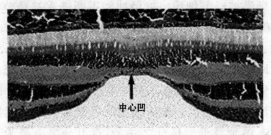

中心凹

图 8　黄斑中心凹

9. 什么是视路

视路,指从视网膜接受光信号到大脑枕叶视皮质形成视觉的整个神经冲动传递的通路(图 9)。视路由以下几部分组成:

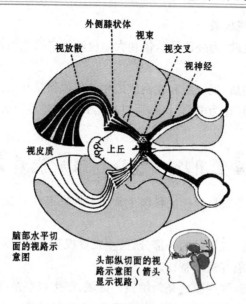

图 9　视路示意图

（1）视神经：视神经（第Ⅱ对脑神经）是眼和脑的连接线，含有视网膜神经节细胞的轴突。每根视神经大约有 1 100 万个神经细胞。医生用检眼镜检查眼底，可看到视神经的一部分，这部分称为视盘。视盘上没有视网膜的感光细胞，因此，每个人都有盲点（看不见东西的部分）。因为双眼视野有重叠部分，所以我们感觉不到盲点的存在，只有在检查单眼视野时才能发现。

（2）视交叉：视神经从眼球的后部离开，运行到视交叉，视交叉恰位于脑垂体的前下方（脑垂体的肿瘤压迫视交叉可引起视野缺损）。在视交叉，来自双眼视网膜鼻侧半的视神经纤维相互交叉到对侧，而发自颞侧视网膜的视神经纤维不交叉。

（3）视束：视神经的神经纤维通过视交叉后，重新排列形成视束。视束分为两束绕过大脑脚到达外侧膝状体。

（4）外侧膝状体：为位于大脑脚外侧的卵圆形脑组织，交换神经元后到达视放散。

(5)视放散:为外侧膝状体和大脑枕叶视皮质之间连接的神经纤维组织。

(6)视皮质:视皮质和视网膜的相关部位保持联系。视网膜接受的光刺激转化为电信号后,通过视路到达视皮质形成影像,为我们所感知。

10. 医生用检眼镜检查眼底能看见什么

检眼镜是眼科和神经科医生常用的检查工具。医生通过检眼镜可以看到:

(1)视盘:视神经的一部分,医生观察视盘是否有发育不全、萎缩、水肿、凹陷等病理特征。

(2)黄斑:视网膜感光最敏锐的区域,医生观察是否有水肿、变性、穿孔、瘢痕等病理改变。如有异常,必将导致视力下降。

(3)视网膜:医生观察视网膜是否有变性、穿孔、脱离、肿瘤等具有重要的诊断意义。

(4)视网膜血管:是人体内唯一可直接看见的血管。内科医生常把高血压患者转到眼科检查眼底,就是为了了解血管是否硬化和硬化的程度。很多眼底病也有视网膜血管的变化,如视网膜静脉周围炎。

11. 什么是眼睑和结膜

(1)眼睑:眼睑位于眼球的前面,分为上睑和下睑。像两扇大门,保护眼球免受外界环境的影响,如光线和外伤等。上下眼睑之间的裂隙称睑裂。睑裂的内、外侧角分别称内眦和外眦,眼睑的游离缘称睑缘,睫毛由此长出。眼睑把眼泪分布到眼球的表面,保持角膜平滑和湿润。眼睑由外层的皮肤、中层的肌肉、睑板和内层结膜组成(图10)。

几条肌肉共同工作,控制眼睑的开合。位于眼睑中层的环形眼轮匝肌收缩时,眼睑关闭。上睑内的提上睑肌使上睑上提。有一条叫 Mueller 肌的平滑肌维持眼睑的弹性和张力。提上睑肌发育不全可引起先天性上睑下垂。

眼睑的内缘分布很多细小的睑板腺,分泌油脂润滑眼球表面。上下睑缘的睫毛有防尘作用。

眼睑不仅有保护和润滑眼球的作用,还是反映我们情绪的个体特征的重要部分。

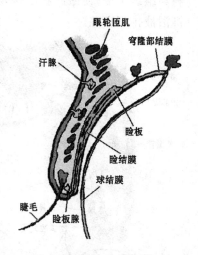

图 10　眼睑构造示意图

(2)结膜:结膜是一层黏膜,覆盖在眼睑的后面,反折向前覆盖眼球除角膜之外的前表面。整个结膜是透明的。结膜由 3 部分组成:

①睑结膜。覆盖在眼睑的后面。

②球结膜。覆盖在眼球前面巩膜的表面。

③穹窿部结膜。睑结膜和球结膜在穹窿部的结合部分。

睑结膜较厚,球结膜很薄,而且非常容易被向前后移动。结膜透明,通过它可清晰地看见下面的血管。球结膜内的杯状细胞分泌的黏液,是角膜前泪液层的重要组成部分,用以保护和润滑角膜。

12. 什么是泪器

泪器由泪腺、泪小点、泪小管、泪总管、泪囊和鼻泪管组成(图11)。泪器的主要功能是分泌泪液,湿润眼球表面,防止细胞和组织干燥,使眼睑在眼球表面运动时减小摩擦;次要功能是将泪液排到鼻腔。

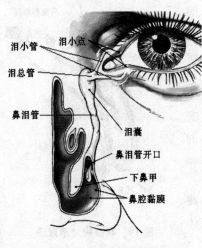

图 11　泪器构造示意图

泪小点
泪小管
泪总管
鼻泪管
泪囊
鼻泪管开口
下鼻甲
鼻腔黏膜

（1）泪腺:泪腺约 20 毫米×12 毫米×5 毫米大,位于眼眶外上方的泪腺窝内（图上未显示）。它被提上睑肌的腱膜分为较大的眶部泪腺和较小的睑部泪腺。泪腺分泌的泪液通过 10～12 根排出管排到外侧上穹隆部。

（2）泪道:为泪器的泪液收集部分。多余的泪液流到内眦部的上、下泪小点,经上、下泪小管,汇集到泪总管,然后排入泪囊。从泪囊向下通过鼻泪管排到鼻腔。

13. 什么是眼外肌

眼球能够垂直、水平、沿前后轴转动,靠的是 6 条眼外肌:内直肌、外直肌、上直肌、下直肌、上斜肌、下斜肌。

（1）眼外肌的附着点和走向:所有眼外肌,下斜肌除外,都起始于眼眶后部的"圆锥体"上,内直肌、外直肌、上直肌和下直肌向前附着于眼球赤道部之前。这个圆锥结构被称为 Zinn 总腱环,视神经由其中通过。视神经内含有眼动脉和眼静脉。

上斜肌起始于视神经孔的鼻上方,靠近 Zinn 总腱环的骨膜上,走向和直肌不同,在和眼球附着之前,在眼眶的鼻侧先穿过叫做"滑车"（其作用像滑轮）的环状腱。穿过滑车后形成反转腱,附着于眼球旋转中心的后颞上方。下斜肌是唯一不起始于眶尖部的眼外肌,它起始于眶内下缘稍后的浅凹处,斜向颞后上方走行,在下直肌下越过眼球的上面,附着于眼球旋转中心后颞下方的巩膜上(图12)。

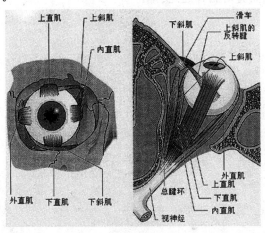

图12 眼外肌的附着点和走向示意图

(2)眼外肌的功能:每条眼外肌根据其附着点和走向,都有其特殊的运动方式,使眼球产生一定的运动方向(表1)。

表1 眼外肌的运动功能

眼外肌	主要作用	次要作用
内直肌	内转(使眼球转向鼻侧)	无
外直肌	外转(使眼球转向颞侧)	无
上直肌	上转	内转和内旋
下直肌	下转	内转和外旋
上斜肌	内旋	下转和外转
下斜肌	外旋	上转和外转

(3)眼外肌的神经支配:外直肌受外展神经(第Ⅵ对脑神经)支配,上斜肌受滑车神经(第Ⅳ对脑神经)支配,其他 4 条眼外肌都受动眼神经(第Ⅲ对脑神经)支配。

二、视力和视觉

1. 什么是视力

视力是视觉系统的空间分辨能力或辨别细小物体的能力。视力取决于眼球在视网膜上聚焦影像的能力、眼球自然构造的完整性和大脑对影像的正确判读。视力受限于眼内衍射、像差和光感受器的密度。除了这些因素之外，屈光不正、照明、对比度和视网膜受刺激的位置等也影响视力。

通常我们所说的视力指中心视力，反映视网膜黄斑中心凹的功能。看清楚5米和5米以外物体的能力称为远视力，离目标30厘米的视力称为近视力，即阅读视力。

2. 如何检查视力

视力是眼球功能的重要指标之一，视力下降是眼病的重要症状，也是屈光不正的主要表现。每一个到眼科看病或健康检查的人，第一步就是检查视力。

检查视力，实质上是测量一个人看清最小物体的能力。测量视力的方法有多种，但是，临床上使用最普遍的是视力表检查法。视力表种类很多，但设计原理是相同的，让受检者在离开视力表一定距离（5米）辨认视力表上一行比一行小的字母或者图标。

3. 什么是对比敏感度

视觉系统的空间分辨力，通常用上述的视力检查进行评估。

典型的视力测量方法简单易行,能够发现屈光不正和很多眼病引起的视力下降。研究发现,仅用视力检查评估视觉功能是不够的,简单的视力检查并不能预测某人发现较大目标的能力,以及在目标和背景不同明亮对比度下,分辨物体大小和方向的能力。例如,黑板上的"视力"两个字大小完全相同,在擦干净的黑板上,字是白色,背景为黑色,对比明显,容易辨认。而写在没有擦干净的地方的"视力"两个字也是白色,但背景为灰白色,对比不明显,难以辨认(图13)。说明辨认的难易不仅和物体的大小和距离有关,而且和观察目标与背景的对比度也有关。简单地说,这就涉及对比敏感度。

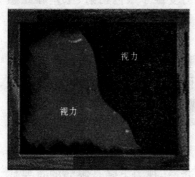

图13 黑板上"视力"二字因背景的差异而辨认的难易度不同

对比敏感度不好,减低看清物体细节的能力,特别在暗光下和远距离上。对比敏感度不好,看对比度不好的印刷材料有困难,例如,在照明不好的环境中看工作图和说明书。类似情况,电视上的文字和背景颜色的对比度很低,阅读起来非常困难。例如,黑字显示在黄色的背景上很容易阅读,而淡蓝色的字在灰色的背景上则很难阅读。

很多眼病导致对比敏感度下降,如本书高度关注的弱视和高度近视眼。其他尚有很多眼病,例如:黄斑变性、视网膜色素变性、偏盲、脉络膜视网膜炎、青光眼、无虹膜、马方综合征、视网膜脱离、Leber黑矇、白化病等。对比敏感度检查,是对视力检查在评估视觉功能方面的补充和延伸。

对比敏感度检查,要使用特殊的仪器。

4. 什么是眼睛的调节功能

离眼睛5米之内的物体,反射进入眼内的光线不是平行光线,而是分散光线。物体离眼球越近,反射光线的分散程度越大。这种光线通过眼的屈光系统形成的焦点,必然位于视网膜之后,而导致视网膜上的影像模糊。理论上解决这个问题的途径有二:一是使眼球变长,把视网膜移到焦点位置上,这是照相机采用的办法,人眼无法做到;二是增加眼球的屈光力,这是眼球采用的方法。眼球的屈光力,角膜提供三分之二,晶状体提供三分之一。眼球只能改变晶状体的凸起度,而不能改变角膜的形状。人的眼睛通过改变晶状体的弯曲度,达到改变屈光能力的目的。晶状体越凸,屈光力越强,眼球的这种功能称为调节。

5. 我们的眼睛为什么需要调节

在正常情况下,当睫状肌松弛时,远处物体发出的平行光线将汇聚在视网膜上。如果这种情况保持不变,把一个物体放在远处物体的前面,该物体发出的光线将汇聚在视网膜后面。如果一个清晰的影像形成在视网膜之后,我们的大脑只能感知一个模糊的影像。要使这个影像聚焦在视网膜上,就需要进行调节。或者说,我们的眼睛要看清不同距离的物体,从无限远到眼前,必须有调节能力。

6. 如何表示眼球和透镜的屈光力

透镜和眼球的屈光力都用屈光度表示。平行光线通过透镜或者眼球的屈光系统在1米处形成焦点(F),该镜片或屈光系统的屈光力被定为1屈光度。屈光度(D)与焦距(f)成反比,焦距越短,屈光度越大(图14)。

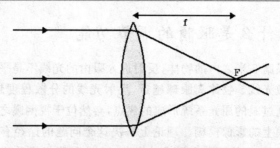

图 14　凸透镜的焦点(F)和焦距(f)

屈光度用 D 表示,焦距用 f 表示,屈光度和焦距的关系,可用以下公式表示:

$$D=1/f(以米为单位)$$

例如:焦距为 1.7 厘米(0.017 米)的晶状体,D＝1÷0.017＝58.8,其屈光力为 59 个屈光度,焦距为 1.59 厘米(0.0159 米)的晶状体,D＝1÷0.0159＝62.9,其屈光力为 63 个屈光度。

镜片的焦距为 1 米,D＝1÷1＝1,镜片的屈光能力为 1 屈光度。如果镜片的焦距为 0.5 米,则 D＝1÷0.5＝2,镜片的屈光能力为 2 屈光度。

人们习惯把 1.00 屈光度(D)说成"100 度"。"你的近视眼多少度?"医生问,患者回答说:"1 000 度"。而实际上患者的近视眼只有 10.00 屈光度。

显然,这是一般人把眼镜处方上屈光度数字的小数点省略了,习惯成自然,现在已被人们广泛使用。在本书中,笔者使用标准单位,请读者阅读时注意。

7. 眼睛有多大调节力

调节是瞬间发生的,不受我们主观意志的控制。当我们的眼睛先聚焦在远处物体上,然后迅速转到近目标上,感觉不到调节的变化有任何的延误。

晶状体的焦距为 1.7 厘米,其屈光力为 59 屈光度(看远)。晶状体的焦距为 1.59 厘米,其屈光力为 63 屈光度(看近)。一个健康的眼球既能看远又能看近,看近时不需要眼镜的帮助。这样,健康的眼球就有一个最小屈光度和一个最大屈光度。最大屈光度和最小屈光度之差,就是晶状体的调节力。如果眼睛用 59 个屈光度能够看清 100 米远的目标,用 63 个屈光度看清 0.25 米远的物体,调节力就是 4 个屈光度(63 屈光度－59 屈光度)。这就是年轻人健康眼的调节力。

8. 眼睛的调节力会发生变化吗

晶状体随着年龄的增长而逐渐变硬,到 40～45 岁,晶状体开始硬到形状不易改变,只能聚焦在固定距离上,形成老视眼。假定一位老年人的调节力全部丧失,他需要的老视眼镜的最大度数为 ＋4.00 屈光度。在实际生活中为了保留一定的残余调节力,老视眼镜的最大度数通常为 ＋3.00 屈光度。

调节能力除受年龄增长的影响之外,也受其他因素的影响。有些药物能够改变我们的聚焦能力,如眼科常用的麻痹睫状肌和散大瞳孔的散瞳药(如阿托品),它能减少或消除眼的调节力。医生用它散瞳验光,了解眼的自然聚焦能力和通过散大的瞳孔检查眼底,以及治疗弱视。缩瞳药能够增加眼睛的调节力和缩小瞳孔,眼科医生用它治疗青光眼和某些类型的斜视。有些疾病,如糖尿病,能降低眼的调节能力。

9. 什么是调节近点、调节远点和调节范围

(1)调节近点:即调节的上限。当睫状肌强力收缩,眼球进行

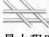

最大程度调节时,所能看清楚的最近的一点,称为调节近点。正常眼的调节近点为10.2厘米,相当10个屈光度。

(2)调节远点:即调节的下限。睫状肌完全放松,眼球不进行调节,所能看清楚最远的一点,称为调节远点。正常眼的调节远点在无限远,相当0屈光度。

(3)调节范围:调节远点和调节近点之间的距离称为调节范围。调节范围随着年龄的增长而逐步减少。

10. 什么是眼睛的集中

为了保持双眼看物体的完全一致,注视近处物体时,双眼必须同时向内转。在一定范围内,物体离眼球越近,眼球内转程度越大。这种眼的特殊功能被称为集中。调节和集中有密切关系,对于正视眼来说,双眼看1米远的物体时,使用的调节力为1屈光度,集中力为1米角。注视33厘米近目标时,使用的调节力为3个屈光度,集中力为3米角。

对于非正视眼来说,调节和集中出现不协调一致的情况。例如,有2个屈光度的近视眼患者,双眼注视33厘米近物体时,集中力和正视眼一样为3米角,而调节力仅需要1个屈光度,比正视眼少2个屈光度。这2个屈光度被近视眼的屈光度代替了。

11. 婴儿的视力为什么不好

要回答这个问题,首先,需要讨论婴儿的聚焦能力和眼球的光学系统。当我们看一个物体的时候,睫状肌收缩或松弛,使晶状体的形状发生变化,在视网膜上形成清晰的影像。这个过程类似于傻瓜照相机的自动聚焦系统,使远、近物体均可在底片上清晰成像。婴儿一出生,眼内就有这个光学调节部分,有聚焦在任何距离物体上的能力,从自己的鼻子到远处的地平线。但是,到目前为止,很多书和文章都说,婴儿仅仅可以聚焦在离自己脸部 18～25 厘米的地方。虽然婴儿可以聚焦在任何距离,但在开始的时候,他们不能很好地控制自己的睫状肌。这意味着他们在出生 2 个月前不能准确聚焦,他们有时聚焦太近(在物体的前面),有时聚焦太远(在物体的后面)。大约在 2 个月后,婴儿开始能够把影像清楚地聚焦在视网膜上。但此时的视力仍然不好。

其次,要讨论视网膜和视皮质的发育问题。婴儿能够看多远和多大的物体?科学地说,即婴儿的视力如何。视力不仅取决于眼球的光学系统,如角膜和晶状体,而更重要的是,取决于视网膜和脑的功能。这就意味着即使眼球的光学系统已经发育成熟,但对视觉做出反应的大脑视皮质还没有发育成熟,视力依然不好。

婴儿视力不好的第三个原因,是黄斑中心凹发育不成熟。这样,婴儿即使能够把影像清晰地聚焦到视网膜上,由于中心凹和大脑视皮质发育尚不成熟,也不能够感知这个清晰的影像。

很多科学家通过各种方法,已经测量了婴儿和才会走路的孩子的视力。他们发现,出生 1 个月的孩子视力为 0.03～0.05。假如他们能够看视力表的话,他们只能看到视力表上最大的"E"字。到 4 月龄,视力以 2 倍的速度进步到 0.3。到 8 月龄,神经系统成熟到使视力进步到 0.7,以 2 倍的速度接近成年人的正常视力(1.0)。再过几年,视力逐渐到达成年人水平,但明显的变化发生在出生后的头 8 个月。

12. 视觉与视力有什么不同

视觉是我们通过双眼接受信息和通过大脑视皮质对这些信息进行处理和阐明其含义的能力。视觉是眼球各部分,双眼和脑协同工作的复杂过程。它与视力不同,视力是生来就有的看的能力。

视觉是动态的,它不断处理、组织和理解看到的信息。实际上,如同我们走路和讲话等重要功能一样,视觉并非天生就有,它是通过出生后不断遇到困难和解决问题的过程和经验中学习到的。你买了一辆轿车,不会开等于废铁一堆,要使轿车有用,必须学会开车。视觉也一样,你有一双明亮的眼睛,必须学习协调一致的使用它们,理解通过它们获得的信息。

13. 视觉系统的主要功能有哪些

(1)远视力和近视力:能够看清楚远处(5米以外)和近处(30厘米)物体的能力。

(2)调节:为适应看清楚不同距离的物体,眼球有改变聚焦的能力。

(3)双眼协同工作:只有双眼眼位正常和能够协同工作,我们才可通过视皮质把双眼分别接受的两个影像合而为一(融合),使我们能够看到一个三维(3D)图像。

(4)眼球运动技能:我们有迅速和准确地移动双眼,保持双眼直接和稳定地注视一个目标的能力。例如,阅读时平滑地移动双眼从一点到另外一点(两眼迅速扫视运动)和有效的追随移动的物体(追踪)。

(5)周边视觉:能够看到和感知我们周边发生的事情的能力(周边视力)。

(6)视觉－感觉综合:获得视觉信息以后,需要和其他感觉进行综合,例如:视觉和听觉的综合(听觉-视觉综合)、视觉和平衡觉的综合(视觉-身体运动平衡/身体两侧平衡的综合)、视觉与姿势和运动感觉的综合(眼和头部的协调,视觉－运动的综合)等。

(7)视觉技能:对眼获得的信息进行组织和解释的能力。

14. 重要的视觉技能有哪些

(1)识别

①在背景中辨认物体的能力,如辨认图画中的人物和黑板上

的字。

②分辨形状相同而大小和位置不同的物体的能力。例如,分辨"b"和"d"、"p"和"q"、"m"和"w"等。

③辨别类似物之间在大小、形状、式样、形态、位置、颜色等方面的能力。例如,辨别"使"和"便"之间的区别。

(2)储存:把看到的信息储存起来,留到以后需要时回忆和比较。例如,当整个物体或符号已经看不见的时候,还具有识别该物体或符号的能力。

(3)综合:把看到的信息和其他感觉器官感觉到的信息进行综合分析和处理。例如,判断一个物体和另外一个物体之间的位置关系(指向性)和对身体两边的内在感悟(偏侧性)。这些技能使我们发展出右、左、前、后、上、下的概念。这些视觉技能在阅读和数学运算上非常重要。

(4)对比:为了确认和改进以前的经验,可以把现在看到的信息和以前储存的信息进行比较。

(5)派生意义:根据新的信息和过去的信息派生出新的意义,或者说在头脑里创造和改变新形象的能力(想象),在阅读和运动时需要这种能力。

15. 什么是双眼视觉

双眼同时注视同一物体,来自双眼的影像在视皮质融合为单一影像,使我们感知为单一物体的视觉过程,称为双眼视觉或双眼单视。它有 3 个组成部分:

(1)同时知觉:双眼有同时感知和接受物像的能力。

(2)融合:双眼分别看到的物体,经过大脑的分析和处理,使我们感觉为一个物体,这个过程称为融合。发生融合的前提是,双眼看到的是同一物体。如果分别看到的物体差别较大,则发生抑制或重叠。抑制是消除一个影像,防止产生混淆。重叠导致在一个影像上面出现另外一个影像,即感觉到有两个影像。

(3)立体视觉:视皮质对来自双眼有微小差异的影像的融合,形成具有三维空间深度觉的影像的能力,称为立体视觉。

如果来自双眼的影像的差别超过一定范围,则不能形成立体视觉。如影像大小的差别超过8%,双眼单视将不能形成,这种情况常发生在双眼的眼镜片差别在3~4屈光度或以上的情况。

16. 立体视觉的好处是什么

在人类的发展历史中,立体视觉起到非常重要的作用。敏锐和准确的双眼深度觉使人类可以发明和制造各种工具和机器,生产各种产品,发展出现代文明。立体视觉还在人类其他活动中起重要作用。例如,用机器对零件进行精密加工、做手术、高速飞行、抓球、停车、穿针等,以及其他在近距离需要深度觉的各种工作。

17. 什么是单眼深度觉

斜视患儿没有双眼视觉,但这并不意味他们绝对没有深度觉。单眼的深度觉使我们也能够判断深度。其实,对于单眼深度觉,我们并不陌生,如透视图、轮廓图、空间透视图、相对移动、相对大小等。单眼深度觉依靠的是:前方物体对后方物体的遮盖、对物体尺寸的了解、物体的色彩和模糊程度、物体的阴影等。

18. 缺乏立体视觉的人有哪些工作和动作不能完成

虽然只有单眼或单眼深度觉的人,在很多情况下可以工作得很好,因为有很多工作并不需要高级立体视觉。但是,他们不能做很多需要有良好立体视觉的工作或动作,以下仅仅是很少几个例子:

(1)缺乏立体视觉不能从事的工作：①棒球运动员。②宇航员。③飞机驾驶员。④建筑师。⑤外科医生。⑥牙科医生。⑦眼科医生。

(2)根据立体视觉缺乏的严重程度,影响一般活动的几个例子:①扔球、抓球和击球。②开车和停车,特别是把车倒入停车位。③设计和建造一个三维空间的物体。④穿针引线。⑤和别人握手。⑥把水倒入容器。⑦上下楼梯。

19. 立体视觉丧失的原因有哪些

(1)一只眼的视力下降:大脑需要来自双眼的清晰影像,通过比较它们的微小差别,计算出深度和运动速度,产生立体视觉。如果来自一只眼的影像不清楚,视皮质将不能够进行这种计算,立体视觉就不能很好的形成。如果影像非常模糊,立体视觉将完全丧失。

(2)双眼运动协调性的丧失:视皮质需要对比同一物体两个视觉影像的微小差别。这种差别使视觉中枢计算出深度和运动速度。如果双眼不能注视同一方向,视觉影像的差别太大,脑就不能进行这种计算,自然就没有立体视觉。两只眼注视方向不同称为斜视。斜视的发生原因很多,原因之一是丧失立体视觉。

(3)脑对比双眼影像出现问题:脑有一个特殊的部分专门对比来自双眼的两个影像的微小差别。如果脑的这一小部分发育不良或受损害则丧失立体视觉。视皮质发育不良和受损害的原因很多,多数情况下原因难以确定。

20. 立体视觉不好或丧失的儿童有哪些表现

立体视觉不好或丧失可以在视力筛查时被发现。家长仔细观察孩子的行为也可以发现。

只要闭上一只眼,做如下动作就可以体验立体视觉丧失的感觉。在手臂远的距离把水倒进玻璃杯里或把两支铅笔的尖对在一起,和双眼都睁开相比会有一些困难。通过一段时间的练习就比较容易做到。因为我们有单眼深度觉,依靠其他线索判断深度,如物体的大小和阴影。

家长可以叫孩子做上述两个动作,也可以仔细观察孩子在抓住和击打运动速度很快的球、判断汽车越过马路的速度和上下楼梯时的表现。孩子如果有立体视觉的问题,在进行上述活动时会出现困难。

现在还有一种非常简便的发现孩子有无立体视觉的办法,带孩子看立体电影或立体电视,如果孩子看不出立体效果,可能缺乏立体视觉,应该马上到眼科检查。

有很多检查双眼视觉的方法,如果怀疑孩子有双眼视觉的问题,及时到大医院的眼科,请医生检查,很容易确诊。

21. 我们的眼睛和视觉是如何正常发育的

新生儿眼球的平均前后直径(视轴)约为 18 毫米,在婴儿期生长到 19.5 毫米,然后持续生长,到成人期达到 24～25 毫米。

婴儿出生时,视觉功能非常有限。足月产的机灵新生儿可以注视,长大到 2 月龄,眼球能够追随物体转动。科学家使用不同等级的注视目标,测量新生儿的视觉诱发电位(VEP),发现新生儿的视力相当于 0.05。新生儿有颜色分辨力和对比敏感度,但发育很差。

婴儿在出生后的头 6 个月,眼球在解剖上快速发育,大脑视中枢在视力、对比敏感度和颜色分辨力也快速平行发育。视网膜和视网膜光感受器(杆体、锥体细胞)开始成熟,视神经和视神经束的髓鞘形成,视皮质突触的敏感性增加。婴儿长大到 6 个月的时候,眼球在解剖成熟的基础上,视力发育到 0.7。

婴儿长大到 6 个月以后,视觉系统的发育变得比较缓慢。在视中枢的视通道上,神经髓鞘形成持续增加到 4 岁,视皮质的发育持续到 10 岁。

眼的运动系统功能在出生时还不完善,但它的发育和视力发育平行。只有在双眼能够精确一致的同时看一个物体时,双眼单视和立体视觉才能得到发育。此外,随着婴儿探索周围环境兴趣的增加,眼球自主运动的需求也增加,保持正常眼位、注视感兴趣的物体、平滑追随迅速移动的物体等功能逐渐发育。

22. 什么是视觉发育的"关键期"

视觉发育是指视觉系统由母体内胚胎形成开始,到出生后从发育不成熟到成熟的整个过程。早在 20 世纪 60 年代,美国哈佛大学的 Hubel 和 Weisel 由于对视觉发育研究的杰出成就而获得诺贝尔奖金。他们研究有类似人类的立体视觉的猴子和猫,从而提出了立体视觉发育"关键期"的概念。

动物实验显示,在视觉发育过程中,有一个对外界刺激特别敏感的时期,被称为敏感期。在敏感期的早期为特别敏感期,称为关键期。例如,猴子的视觉发育敏感期为从出生到 12 周龄,前 6 周为关键期。从灵长类动物的研究结果推测,人的视觉发育敏感期从出生到 8～10 岁,2～3 岁前为关键期。

人的双眼视觉功能的发育开始在 6 月龄,1～2 岁处于高潮。最重要的视力发育关键期从 9 月龄到 2 岁。对优势眼起作用的双眼接受信息的关键期开始于出生时,而在 3～5 月龄最为关键。双眼深度觉(即立体视觉)的发育关键期为 3.5～6 月龄。

也有人从弱视的发生和治疗考虑,把人的视力发育分为 3 个关键期(敏感期)。在这 3 个关键期,视觉发育容易受到各种因素的影响而发生弱视,通过适当治疗也能够使弱视眼的视力恢复。

(1)视力发育期:视力从 0.1 发育到 1.0 的阶段,相当于从出生到 3～5 岁。

(2)发生形觉剥夺性弱视的高危险期:从出生数月到 7～8 岁。

(3)弱视可恢复期:从弱视发生到 10 岁左右。

不同的视功能(如对比敏感度,立体视)是否有不同的关键期,目前尚不明确。将来如果能够确定这些时间界限,可能有助于改善弱视的治疗。

23. 如何促进孩子视觉发育

新生儿的眼球具备看东西所需要的各种构造,但是它们没有发育成熟,婴儿也没有学会使用它们。婴儿视力的发育开始于出生之后,他们在出生后数周到数月,花费很多时间练习使用眼睛看东西。需要练习的视觉技能很多,如聚焦、双眼协调一致的运动、识别深度、眼部和头的协调、空间判断力等。随着孩子的长大,需要学习的视觉技能越来越复杂,直到能够了解和认识周围世界为止。在孩子视觉发育的过程中,家长如果给予适当的帮助,会有一定的促进作用。

(1)新生儿:在睡眠和白天的大部分时间里,新生儿的眼睛是闭着的。婴儿的注意范围和对眼部运动的控制都没有发育好。新生儿能够向房屋周围看,因为视物很差,只对靠近自己的物体有兴趣。

美国宾夕法尼亚大学的一项回顾性研究发现,睡眠时光照对婴儿和儿童的视觉发育有影响。2 岁前睡眠时的光照和近视眼的发生率有关:在黑暗的房间里睡觉,后来近视眼的发病率仅为 10%;在暗光下睡眠,发病率为 35%;在亮光下睡眠则高达 55%。尽管对这项研究的结果存在争议,但让孩子在黑暗中睡眠可能更安全。再说也没有任何困难,家长何乐而不为呢。

(2)1～4 月龄:婴儿出生时只能聚焦在 25～37 厘米远的物体上。因为视物模糊,所以只能看明暗的图案和不同明亮度的灰色。

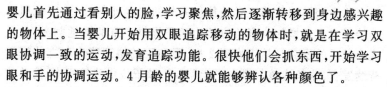

婴儿首先通过看别人的脸,学习聚焦,然后逐渐转移到身边感兴趣的物体上。当婴儿开始用双眼追踪移动的物体时,就是在学习双眼协调一致的运动,发育追踪功能。很快他们会抓东西,开始学习眼和手的协调运动。4月龄的婴儿就能够辨认各种颜色了。

在这个阶段,有以下促进婴儿视觉发育的方法可供参考:在婴儿房间里使用暗光;常常改变婴儿床的位置和婴儿在床上的位置;在离婴儿25~30厘米的地方放置玩具,使婴儿能够到和摸到;在婴儿床的上方和外侧悬挂移动的物体;多和婴儿讲话;改变喂奶的位置和地方;在房间里走动时向婴儿出示他感兴趣的物体等。

(3)4~8月龄:婴儿会用手臂把自己撑起来、翻身、坐和挪地方,学习控制自己的挪动位置,发育眼和身体的协调能力。4~6月龄的婴儿,眼和身体协调能力已经相当熟练,能够自由地够到和抓取物体,并可直接把奶瓶放到嘴里。大脑已经学会将分别来自左右眼的影像融合为一,初步建立双眼单视和立体视觉。空间和大小的意识持续改善,学会准确地瞄准要够的感兴趣的物体。同时学会双眼的集中和聚焦,能够在看近和看远目标之间迅速和准确地转换焦距,即具有了调节功能。

为了保证婴儿视觉技能的发育,家长应该让孩子看不同形状和触摸不同质地的物体。让孩子自由爬行和探究感兴趣的东西。可在婴儿床上悬挂孩子感兴趣的物体。经常与孩子玩游戏,如捉迷藏等。

(4)8~12月龄:随着婴儿开始爬行和能扶着东西站起来,他们开始更好地使用双眼和判断距离,能够比较准确地抓住和投掷物体。家长不要鼓励孩子过早走路,爬行对于眼和手脚,以及眼和身体的协调能力的发育非常重要。

为了帮助这些技能的发育,家长应该让孩子玩能装拆的玩具。给孩子提供的一些同时能看、能摸和能握的玩具。

(5)1~2岁:在1岁的时候,眼球在构造上已经发育完成,在整个儿童期继续改善视觉技能。眼外肌已经比较强壮,支配肌肉的神经也大量增加。家长应该为孩子提供丰富的视觉刺激,促进这个过程的发育。从 1 岁到 2 岁,眼和手的协调能力和立体视觉持续发育,家长应该鼓励孩子走路。为孩子提供建筑积木、简单的拼图和各种颜色和大小的球。应该允许儿童在室内和室外攀登和探究感兴趣的事物,不要对孩子进行过多的约束。

(6)2~6 岁:对于初学走路的孩子,眼和手及身体的协调、双眼协调、立体视觉的发育非常重要。搭积木、玩球、着色、画图、剪纸、装配玩具等都有助于改善这些重要的技能。还有,阅读也很重要,使他们的想象力得到发育,学会在脑子里描绘故事。

2 岁到 5 岁的学龄前儿童渴望画图和看图片。家长一面讲故事一面让孩子看有关的图片,有助于促进孩子听力和视力的协调和配合的发育。

3 岁到 6 岁的儿童,视觉发育到已经能够进行细微的调节。让年龄较小的学龄前儿童学习骑儿童三轮车。骑车需要同时踩踏、控制方向和看前方目标,促进他们复杂的手和眼的协调能力。年龄较大的学龄前儿童应该通过复杂的运动,促进细微的视觉运动技能的发展,如打乒乓球和打垒球等。

到了 6 岁,多数儿童已经过了关键期,家长必须在此前观察孩子是否有弱视、斜视、屈光不正等视觉问题。

24. 孩子上学时需要哪些基本视觉技能

学习是一种高级脑力劳动,要想学习好,儿童必须具备以下基本视觉技能:

(1)良好的近视力:距离 25~30 厘米,能够清楚和舒服地看书和写字。

(2)良好的远视力:能够清楚和舒服地看清楚 5 米以外的物体,如黑板上的字。

（3）眼位正和双眼运动协调：没有斜视，能够协调一致地使用双眼。

（4）眼的运动技能：双眼能够同时准确地瞄准书上的字，而且能够在页面上平滑地移动，以及迅速和准确地移行。

（5）聚焦技能：能够在各种距离聚焦，看清楚物体，而且能够迅速变换聚焦。换句话说，要有良好的调节功能。

（6）对周围事物的感知能力：眼睛向前看的时候，能够感知周围发生的事情。

（7）眼和手的协调能力：能够协调一致地同时使用眼和手。

25. 存在视觉问题可能出现哪些症状

如果有视觉问题存在，儿童因为看不清东西，可能出现一种或多种症状：

（1）过多地揉眼。

（2）看书、看电视或想看清楚一种东西时，常常闭上一只眼。

（3）歪着头用一只眼看东西更清楚。

（4）流泪或特别畏光。

（5）眼红、痒和肿。

（6）看不见别人能看到的东西。

（7）阅读时感到眼疲劳。

（8）阅读或书写时常需倒退和重复。

（9）阅读时喜欢用手指保持阅读位置。

（10）阅读时遇到小字，常常省略和混淆。

（11）把阅读材料拿得太靠近眼睛，看电视时总是坐得很近。

（12）常感头痛和眼疲劳。

（13）眼位不稳定，双眼游动或交叉。

（14）不喜欢需要近视力的活动，如画图或阅读，或者不喜欢需要远视力的活动，如打球、踢球。

（15）总体表现不如同龄正常儿童。

三、新生儿结膜炎

1. 什么是新生儿结膜炎

结膜是一层透明的黏膜,覆盖在眼睑的后面,反折向前覆盖眼球除角膜之外的前表面(图 10)。结膜炎是结膜的炎症,俗称"红眼病"。

新生儿结膜炎是发生在新生儿的结膜炎症。任何发生在婴儿出生后头一个月内的结膜炎皆分类为新生儿结膜炎。

2. 有多少新生儿患结膜炎

新生儿结膜炎是一个世界性的问题,据估计,全世界每年因此眼病失明的婴儿约 1 万人。有研究报告说,新生儿结膜炎的发病率为 1.6%~23.0%,是儿童失明的主要原因之一。

由于孕妇携带致病菌的情况不同,婴儿出生后采取的预防措施不同,新生儿结膜炎的发病率有非常明显的地区差异。在发达国家,沙眼衣原体是最常见的致病因素,远高于淋病双球菌。但是,在发展中国家,沙眼衣原体和淋病双球菌都很普遍。

重庆医科大学儿童医院的研究结果显示,在 125 例新生儿结膜炎患儿标本中,发现 64 例为沙眼衣原体感染,阳性率为 51.2%,说明沙眼衣原体也是我国新生儿结膜炎的主要致病微生物。

3. 为什么会发生新生儿结膜炎

(1)新生儿结膜炎的病因

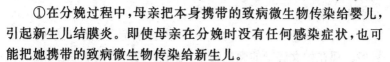

①在分娩过程中,母亲把本身携带的致病微生物传染给婴儿,引起新生儿结膜炎。即使母亲在分娩时没有任何感染症状,也可能把她携带的致病微生物传染给新生儿。

②鼻泪管阻塞可诱发新生儿结膜炎。

③用硝酸银点眼也可引起新生儿结膜炎。

(2)新生儿结膜炎最常见的类型

①沙眼衣原体性结膜炎。

②淋病性结膜炎。

③化学性(刺激性)结膜炎。

④其他细菌和病毒引起的结膜炎。

4. 为什么沙眼衣原体是新生儿结膜炎的主要原因

沙眼衣原体是一种介于细菌和病毒之间的微生物,过去称为沙眼病毒。在 20 世纪 50 年代,首先由我国科学家汤飞凡和张晓楼分离成功。这是我国科学家对世界微生物界和医学界的巨大贡献。衣原体可以引起很多疾病,不限于沙眼,为什么叫沙眼衣原体呢?因为它首先从北京同仁医院眼科的沙眼患者结膜上被分离出来。

沙眼衣原体传染性非常强,通过接触传染,在 20 世纪 70 年代以前,沙眼在我国广泛流行。原因是卫生条件差,全家人共用一条毛巾、一个脸盆洗脸的现象非常普遍。

沙眼衣原体可以通过性接触传染。据估计,怀孕妇女中 2%～24% 有衣原体性子宫颈炎,这些妇女生产的新生儿 18%～50% 发生衣原体性结膜炎,15%～20% 发生衣原体性鼻咽部感染,3%～18% 发生衣原体性肺炎。另外一项研究发现,10% 的怀孕妇女被诊断为衣原体性子宫颈炎。也有研究报告说,60%～80% 妇女的生殖器官有衣原体感染。

妇女感染沙眼衣原体后,可以没有任何症状,在她们分娩时把衣原体传染给新生儿,引起结膜炎。

妇女感染沙眼衣原体的人多,衣原体引起的新生儿结膜炎必然多。现在妇女感染的微生物中,最常见的是沙眼衣原体,所以衣原体引起的新生儿结膜炎最多。衣原体感染的新生儿结膜炎比另外一种性传染致病菌淋病双球菌引起的新生儿结膜炎多得多,比疱疹病毒引起的新生儿结膜炎多4~6倍。

5. 疱疹病毒也可以引起新生儿结膜炎吗

是的,引起生殖器和口腔疱疹的病毒,也可引起新生儿结膜炎。也是出生时由母亲传染给新生儿的。疱疹病毒引起的新生儿结膜炎比较少见。

6. 什么是发生新生儿结膜炎的危险因素

发生新生儿结膜炎的最大的危险因素是,分娩时母亲有性传染性疾病。主要是沙眼衣原体感染和淋病。即使母亲在分娩时没有任何症状,她也可能把携带的致病菌传染给婴儿。

7. 淋病双球菌性新生儿结膜炎有哪些症状和体征

淋病双球菌引起的新生儿结膜炎比衣原体性结膜炎严重。发病快,通常在出生后24~48小时发病。在胎膜早破的病例,发病更早。通常发生在双眼。特点是,眼睑严重水肿,结膜充血,球结膜水肿,有大量脓性分泌物,分开眼睑时大量脓液自行冒出。

淋病双球菌可侵入完整的角膜上皮层,导致角膜上皮水肿和角膜溃疡,如果不及时治疗,可发展为角膜穿孔和眼内炎。新生儿淋病双球菌感染,还可以引起其他并发症,如口腔炎,关节炎,鼻炎,败血症和脑膜炎等。

8. 单纯疱疹性新生儿结膜炎有什么特点

单纯疱疹引起的新生儿结膜炎,通常表现为普遍的疱疹感染。一般发生在出生后2周以内。结膜轻度充血,浆液黏性分泌物,眼睑有时出现疱疹性皮疹。疱疹性角膜结膜炎可以是独立的感染,也可与全身性或中枢神经系统感染同时发生,可被误诊为细菌性或化学性结膜炎,但是树状角膜炎的存在具有病理学特征。

9. 如何诊断新生儿结膜炎

根据症状和体征,诊断新生儿结膜炎通常没有困难。但是,要确诊是哪一种微生物引起的,就比较复杂。

医生怀疑孩子有新生儿结膜炎,首先要进行眼部检查,用裂隙灯检查结膜和角膜,确定是否有任何东西刺激眼部,查看眼球表面有无损伤。其次,检查鼻泪管是否通畅。然后,取分泌物进行涂片检查。再进行分泌物的微生物培养和一些特殊的实验室检查,以确定引起新生儿结膜炎是哪种致病微生物所致。

10. 如何治疗新生儿结膜炎

由于新生儿结膜炎有严重损伤眼球的潜在危险,在医院出生的婴儿,出生后立即用抗菌眼药水或眼膏点眼,预防可能存在的感染,不管母亲是否有感染症状。

不幸发生了新生儿结膜炎,要根据发病的原因,采取不同的治疗方法。初步治疗可根据临床表现和微生物涂片检查的结果,在各项实验室检查结果出来以后,再根据致病微生物的种类和敏感药物调整治疗方法。

化学性新生儿结膜炎,可在数日内自行消退,不需要治疗。滴入人工泪液可减少不舒服的感觉。

一般细菌引起的新生儿结膜炎要立即给抗生素。可用抗生素眼药水滴眼和(或)抗生素眼膏涂眼。多黏菌素加杆菌肽、红霉素、四环素的局部治疗通常有效,必要时可口服和注射。同时用盐水冲洗眼部,除去浓稠的黄色分泌物。

鼻泪管阻塞引起的新生儿结膜炎,治疗的关键是消除鼻泪管阻塞,具体方法请见下一章。

其他 3 种比较严重的新生儿结膜炎的治疗方法,分别在下面介绍。

11. 如何治疗衣原体性新生儿结膜炎

世界卫生组织和美国小儿科学会推荐,口服红霉素糖浆,每日每千克体重 50 毫克,分 4 次服,持续 14 天。眼部用红霉素或四环素可作为辅助治疗。至少有二分之一受衣原体眼炎感染的新生儿同时有鼻咽部感染,部分新生儿发生衣原体性肺炎。口服红霉素的优点是,可消灭鼻咽部的衣原体,同时治疗肺炎。治疗不彻底,可导致衣原体性中耳炎和肺炎。

12. 如何治疗淋病性新生儿结膜炎

淋病性新生儿结膜炎患儿必须住院治疗,给予肌内注射头孢曲松(头孢三嗪)25～50 毫克/千克体重;单次最大剂量为 125 毫克(也可按 100 毫克/千克体重)。用生理盐水反复冲洗眼睛,可防止分泌物黏附。单独使用表层抗微生物软膏是不够的,如果全身已用抗生素,局部可不再用药。淋球菌性结膜炎的快速治疗非常重要,因为这种细菌能够侵入完整的角膜上皮,迅速引起角膜溃疡。

13. 如何治疗疱疹性新生儿结膜炎

全身性治疗是必要的,因为感染可波及中枢神经系统和其他器官。疱疹性角膜结膜炎的治疗方案是,全身性用阿昔洛韦(每日30 毫克/千克体重,分 3 次,共用 14～21 日;早产儿每日用 20 毫克/千克体重,分 2 次)和局部用三氟胸苷眼药水或软膏或 3% 阿糖腺苷软膏,在婴儿醒时每 2～3 小时用 1 次,并在睡眠时联合使用碘苷软膏。

14. 新生儿结膜炎可能引起哪些并发症

①失明。②角膜瘢痕。③虹膜炎症。④角膜穿孔。⑤肺炎。

15. 如何预防新生儿结膜炎

从 1881 年开始用 2% 硝酸银溶液预防新生儿结膜炎。硝酸银的广泛使用,使淋病性新生儿结膜炎的发病率大幅下降。但是,硝酸银有毒,经过很多年的观察,已确认它可引起化学性结膜炎,而放弃使用。现在局部用红霉素和四环素代替硝酸银作为新生儿结膜炎的预防。但是,这些药只对淋病性新生儿结膜炎有效,而对沙眼衣原体感染的新生儿结膜炎无效。

引起新生儿结膜炎的微生物来自母亲的产道。最好的预防是母亲在分娩前,治疗性传染性疾病。母亲分娩前的有效治疗,可以预防把感染传给婴儿。增加新生儿发生结膜炎机会的诱因有:在怀孕最后 3 个月,母亲阴道致病微生物脱落增加、胎膜早破、和分娩期延长。

分娩时母亲有活动性生殖器疱疹,剖宫产可以预防婴儿受到感染。

如果是淋病或衣原体性新生儿结膜炎,要对孩子及父母亲必须进行治疗,而且必须检查其他性传染性疾病,如梅毒和艾滋病。

四、先天性鼻泪管阻塞

1. 泪液是如何排到鼻腔的

泪腺分泌的泪液,先分布在眼球表面形成泪膜,保护和润滑眼球,然后流到内眦部。在内眦部进入上、下泪小点,通过上、下泪小管汇集到泪总管,从泪总管流入泪囊,由泪囊通过鼻泪管排到鼻腔。人在哭的时候,大量泪液流入鼻腔,出现"一把鼻涕一把眼泪"的现象。

在电视上多次出现"异人"表演眼睛喷水的节目。表演完毕,主持人照例询问,水是如何喷出来的?几位表演人异口同声地说,先把水吸到泪腺,然后由泪腺喷出。主持人均认可,严重误导观众,因此有必要多说几句,以正视听。实际上,水是从口腔通过鼻腔、鼻泪管、泪囊、泪小管,从泪小点喷出来的,和泪液流出的方向正好相反。泪腺和口腔无通道相连,口腔中的水不可能进入泪腺,更不可能从泪腺喷出。

2. 什么是鼻泪管阻塞

先天异常,外伤,炎症和感染均可引起鼻泪管堵塞。鼻泪管堵塞原因常常弄不清楚,被称为原发性获得性鼻泪管阻塞。据推测,可能是鼻黏膜发生炎症,造成鼻泪管下端的堵塞。鼻泪管阻塞以后,泪液排不出去,出现泪溢(眼泪流到脸上)。泪液把细菌冲到泪囊里,无法排出,引起急、慢性泪囊炎。

3. 什么是新生儿鼻泪管阻塞

发病原因很明确,由于在鼻泪管下端,Hasner 瓣膜水平,有先天性残存膜存在,堵住了鼻泪管,使泪液无法排出。少数情况下,在炎症或感染等因素作用下,上皮细胞碎片形成的塞子堵塞鼻泪管。一般有 20%～30%的新生儿有鼻泪管堵塞,1 岁前大部分自然消失,仅有 5%～6%存在鼻泪管阻塞的症状。

4. 新生儿鼻泪管阻塞有哪些症状

新生儿出生后,单眼或双眼有泪溢、眼红、眼睑肿胀、有黏液样或脓性分泌物。眼部有分泌物形成的结痂。早晨或婴儿小睡以后,睫毛常被分泌物黏结在一起。上呼吸道感染,暴露在寒冷环境中,可使泪溢明显加重。

5. 新生儿鼻泪管阻塞要和哪些眼部异常鉴别

新生儿鼻泪管阻塞的主要症状是泪溢。需要和以下引起泪溢的眼病进行鉴别:
(1)先天性青光眼。
(2)眼睑异常,如眼睑内翻,眼睑外翻。
(3)睫毛异常,如倒睫,双行睫。
(4)先天性泪小点狭窄或缺如。
(5)角膜炎。
(6)结膜炎。

6. 如何诊断新生儿鼻泪管阻塞

新生儿出生数日后,啼哭时有泪溢,内眦部有分泌物,泪阜、半月皱襞(位于结膜内眦部,泪阜颞侧,为一宽约 2 毫米的半月形皱褶,其游离缘朝向角膜。组织结构与球结膜近似,血管丰富)和内眦部球结膜充血,挤压泪囊有脓性分泌物自泪小点流出。根据这些症状,通常即可诊断为先天性鼻泪管阻塞。如果仍有疑问,可做以下试验:

(1)染料消失试验:在滴表面麻醉药后,在结膜囊内滴 2% 荧光素 1 滴。多余的荧光素将溢出和流走。5 分钟以后,用裂隙灯加钴蓝色滤光片观察眼部。如果仍有残留的多余的荧光素,说明有鼻泪管阻塞。

(2)染料着色试验:在与被试验眼同侧的鼻腔内放入一块棉片,然后在结膜囊内滴 1% 荧光素 1 滴,再滴 1 滴生理盐水。正常人在 1～2 分钟时间,棉片被荧光素着染。如果超过 5 分钟有轻度着染,可能有泪道狭窄。如果 5 分钟后没有任何着染,证明鼻泪管阻塞。

7. 如何治疗新生儿鼻泪管阻塞

治疗新生儿鼻泪管阻塞的第一步,是观察和泪囊按摩。施术者剪短指甲,将手洗干净以后,用食指由泪囊上方向下方轻轻挤压。挤压时按住泪总管上,防止回流,增加泪囊和鼻泪管内的压力。每日 2～4 次,挤压大约 10 次,也有医生主张挤压 20～30 次。按摩的目的是增加鼻泪管内的压力,促使阻塞膜的破裂。此外,要将炎症的根源,即泪囊内不流动的泪液挤出来。如果有黏液脓性分泌物回流,应该滴抗生素眼药水。用这种方法在 1 岁前治疗,可治愈 80%～95% 的鼻泪管阻塞。

最好用棉签取分泌物做微生物检查。常见微生物有:流感嗜血杆菌、葡萄球菌、肺炎球菌、β 溶血性链球菌等。然后针对不同的细菌,用对该细菌最敏感的抗生素滴眼和冲洗。

按摩泪囊是一种最安全、最简便、效果很好的方法。无需住院和麻醉,通常在家中由母亲进行,所以使用最为普遍。

8. 什么是鼻泪管阻塞探通术

用特殊的探针,从上泪小点插入,经上泪小管、泪总管、泪囊、鼻泪管,插到鼻泪管下端,将阻塞膜捅破。患儿要住院,在全身麻醉下进行。

婴儿的泪小点和泪小管非常脆弱,探通术必须非常仔细和熟练。这是一种不能直接观察的手术,医生必须对泪道系统的解剖非常了解,手术中的每一步都要知道探针的位置。

在泪囊按摩无效的情况下,方可考虑探通术。第一次探通失败,可在2~3个月后再次探通。

9. 在孩子多大时进行探通术比较合适

对于施行探通术的时间,医生间存在很大争议。

保守派医生主张,1岁后3~4个月,阻塞仍旧没有改善,并且经常感染,家长十分焦虑,方可考虑探通术。反对在1岁前进行探通术的理由是:

(1)1岁前,大多数病例(96%)可以自然痊愈,按摩是一种安全的方法,何必操之过急。

(2)全身麻醉对婴儿有一定危险,何必冒这个风险。

激进派医生主张,如果患儿症状非常明显、反复急性泪囊炎发作、分泌物很多,以及伴有眼睑疼痛,需要早期探通。如果婴儿有其他眼病需要做内眼手术,也要早期探通。主张在1岁前探通术的理由是:

(1)探通的成功率在1岁后下降。1岁前做,成功率为92%~97%;1岁后做,成功率下降到55%~80%。

（2）早期探通可预防纤维化的发生，避免一些并发症，如感染、眼眶蜂窝织炎等。

（3）可以及早消除泪溢和分泌物，减少给婴儿带来的不适。

（这个问题很重要，因为家长几乎都不愿意早期探通，以致延误治疗）

10. 什么是鼻泪管阻塞加压冲洗术

在上、下泪小点表面麻醉后，用装有生理盐水和抗生素的 10 毫升注射器，冲洗泪囊和鼻泪管。将特殊弯针的针头插入上泪小点，尽量避免损伤下泪小点，进入泪小管 4～5 毫米。用棉签按住下泪小管，向泪道缓慢注入生理盐水。注射有阻力，缓慢增加压力，盐水流到咽喉部，婴儿开始吞咽，说明鼻泪管的阻塞膜被水冲破。如果冲洗使症状明显减轻，可每周重复 1 次。

取冲出的分泌物进行微生物培养和药物敏感试验。选择敏感药物加入生理盐水冲洗鼻泪管。冲洗在门诊进行，不用全身麻醉。

11. 探通术和加压冲洗术的效果如何

Kim 和 Moon 等研究 76 名有先天性鼻泪管阻塞的婴儿，年龄从 1～12 月龄（平均 5.9 月龄）。

探通组有 26 只眼，其中 22 只眼治疗成功，治愈率为 84.6％。加压冲洗组有 50 只眼，其中 48 只眼治疗成功，治愈率为 96.0％。经过统计学分析，成功率在两组间没有显著差异。

如果按年龄分组，在探通组，16 名 6 月龄以下的患儿全部成功，治愈率为 100％；10 名 6 月龄以上的患儿，有 6 人治疗成功，治愈率为 60％。在加压冲洗组，37 名 6 月龄以下的患儿全部成功，治愈率为 100％；13 名 6 月龄以上的患儿，有 11 人治疗成功，治愈率为 84.6％。两组的 6 月龄以下患儿的治愈率，都是 100％。然而,通过统计学处理,6月龄以下组和6月龄以上组的治愈率没有显著差异。

在恢复时间上,冲洗组平均为2个月;探通组平均为2.7个月,前者显著好于后者。

12. 什么是鼻腔泪囊吻合术

先天性鼻泪管阻塞的患儿,在探通术和加压冲洗术都失败之后,可考虑鼻腔泪囊吻合术。

鼻腔泪囊吻合术,涉及去除泪囊和鼻腔之间的骨壁,通过骨壁中的孔,把泪囊和鼻黏膜吻合在一起。使泪液通过吻合形成的孔,由泪囊直接排入到鼻腔,绕过了鼻泪管下端的堵塞。目的是消除液体和黏液在泪囊里的聚集,增加泪液的排出,消除泪溢。

手术方法有两种:

(1)通过外部皮肤切口,施行鼻腔泪囊吻合术。优点是成功率高达90%～95%。缺点是脸部可见留下的切口瘢痕。

(2)内窥镜下的鼻腔泪囊吻合术,切口在鼻腔内,没有皮肤切口,当然也没有皮肤瘢痕。适用于儿童和青年人。缺点是技术比较复杂,新生儿鼻腔非常狭窄,难以施行。有一个研究报告称,在2～14岁的24个儿童中,治愈率为90.3%。笔者没有找到1岁以下婴儿做这种手术的论文。

五、近视眼

1. 什么是屈光不正

眼球在不进行调节的状态下,远处(5米之外)物体反射的平行光线进入眼内,焦点正好形成在视网膜表面,具有这种屈光能力的眼,称为正视眼。在相同条件下,光线形成的焦点位于视网膜之前,称为近视眼,在视网膜之后称为远视眼。由于角膜和(或)晶状体不够圆,进入眼球的光线不能在视网膜上形成焦点,而形成焦面,称为散光眼。近视眼、远视眼和散光眼统称为屈光不正或非正视眼(图 15)。

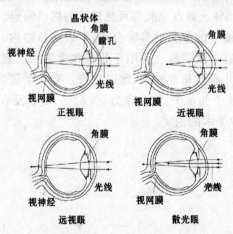

图 15　正视眼和屈光不正(非正视眼)示意图

屈光不正是婴儿和儿童需要早期发现和矫正的重要眼病,必须引起家长们的高度关注。

2. 什么是近视眼

近视眼的定义是,眼球的长度超过正常范围或者屈光能力太强,远处目标反射的光线聚焦在视网膜之前,导致投射到视网膜上的影像模糊不清。换句话说,近视眼是指眼球在调节静止状态下,平行光线通过眼的屈光系统在视网膜前形成焦点,因而在视网膜上形成的影像模糊不清(图15,右上图)。

近视眼患者看不清远处的目标,如交通标志和黑板上的字,但能看清近处物体,如书本上的字。看近时,使用的调节较少,故发生老视眼的年龄较晚。近视眼不会发生老视眼的说法是不正确的。

近视眼多发生在儿童期和青春期。在学龄儿童中,常因看不清黑板上的字而被发现。近视眼一般在青春期发展,到成年后基本稳定。但也有些高度近视眼患者,成年后继续发展。

近视眼的缺陷可用凹球镜片矫正,使眼睛能够看清远目标。虽然戴近视眼镜对防止近视眼的发展无能为力,但它能改善近视眼的远视力,因而普遍认为这种治疗是合理的和必要的。

据中国、美国、澳大利亚合作开展的防治儿童近视研究项目调查显示,中国近视发生率为33%,为世界平均水平的1.5倍;全国近视眼人数近4亿。青少年为近视高发群体,近视发病率高达50%~60%。我国是世界上近视发病率最高的国家之一,近视眼人数世界第一。(2010年1月3日《成都日报》)。

3. 根据严重程度可以把近视眼分成几类

根据近视眼的严重程度,通常把近视眼分成3类:

(1)轻度近视眼:-3.00屈光度以下。

(2)中度近视眼:-3.00～-6.00屈光度。

(3)高度近视眼:-6.00屈光度以上。

4. 根据屈光状况可把近视眼分成几类

(1)结构性或轴性近视眼:结构性近视眼又称轴性近视眼,为最常见的一种近视眼,由于眼球的前后径比正常眼长而引起的。因为眼球长,国外有人称之为"长眼"。因为眼球长,视网膜靠后,远处物体反射的光线进入眼球后聚焦在视网膜前,以致影像模糊。眼球增长主要发生在后部,通过眼底镜检查,可以发现眼球变长的证据。

(2)曲率性近视眼:眼球的前后径正常,近视眼是由于角膜或晶状体的弯曲度增加所致。角膜变化,如先天性圆锥形角膜。晶状体变化,如老年性白内障的膨胀期、睫状肌痉挛使晶状体弯曲度增加、球形晶状体等。

(3)屈光指数性近视眼:由于晶状体屈光指数增加而引起,如老年性核性白内障。

(4)晶状体前移性近视眼:晶状体前移,光线聚焦在视网膜之前。常发生在外伤和青光眼手术之后。

5. 什么是假性近视眼

假性近视眼是一种间歇的和短暂的近视眼,是调节机制受到过度刺激,导致调节痉挛所致。称为"假性近视"的原因,是它仅在调节过度的情况下发生,具有可逆性,眼球本身没有变长。

假性近视一般发生在近距离工作过度的年轻人。持续和过度的近距离工作,使睫状肌过度紧张,导致正视眼或有轻度远视眼的人发生近视,使有近视眼的人近视加重。这种情况常发生在调节活跃的年轻人,特别是在视觉需求改变之后,如学生准备考试,年轻人改变工作。高度外隐斜,使用副交感神经兴奋药也可引起假性近视眼。

假性近视的主要症状是,长时间近距离工作之后,远视力出现明显的、短暂的模糊,类似弱视的症状。戴凹球镜片(负镜片),视力可暂时恢复。

用强睫状肌麻痹药(如阿托品或后马托品眼药水)滴眼,可缓解睫状肌的痉挛,使视力恢复。同时也是诊断假性近视眼的主要方法。

对假性近视眼,治疗的主要目的是使患者放松调节。通过验光,配近视眼镜,可以恢复远视力。但这对减少调节没有帮助,所以不建议戴眼镜。

治疗假性近视眼的主要方法是,改善工作环境,通过视觉治疗,让患者学会正常使用调节。用睫状肌麻痹药滴眼,可缓解调节痉挛。两种方法可单独使用,也可联合使用。

6. 什么是高度近视眼

多数近视眼的度数不大,容易用眼镜、接触镜或手术矫正。在罕见情况下,近视程度非常严重,超过 6 屈光度,被称为高度近视眼或病理性近视眼。

典型的病理性近视眼有以下特点:

(1)为近视眼中罕见类型,大约占 2%。

(2)通常发生在 12 岁以前,眼球明显伸长,每年可增加 4.00 屈光度。可发展到 -10～-20 屈光度。通常在 20 岁前后稳定,但也可能发展到 30 岁以后。

(3)眼球的大小随着年龄增长而增长,以致近视程度不断加深,视力严重减退。很多病例在黄斑下出现新生血管。

(4)高度病理性近视眼(超过 -7 屈光度)容易发生视网膜脉

络膜变性、玻璃体液化、出现玻璃体漂浮物、视网膜裂孔、视网膜脱离。

(5)容易发生开角型青光眼。

到目前为止,还没有防止病理性近视眼发展的有效方法。医生往往给患者配一副周边很厚的眼镜,帮助改善视力。戴接触镜可能好些,因为不影响周边视力。屈光手术不能阻止高度近视眼的发展,对于有些病例反而可能使病情加重。

7. 什么是先天性近视眼

在婴儿期,近视眼的程度超过-10屈光度,被称为先天性近视眼。这种近视眼通常不发展,与病理性近视眼有区别。发现后应该及时矫正,避免弱视的发生。

8. 为什么会发生近视眼

发生近视眼的原因,是眼科界长期激烈争论的议题之一。论战者可归纳为两大派:遗传学派和环境学派。遗传学派认为,近视眼是遗传引起的,近视眼的发展和归属取决于基因缺陷,我们只能矫正它而不能防治它。环境学派认为,近视眼是环境引起的,特别是过度近距离工作,因而,改变环境可以防治近视眼。

毫无疑问,近视眼的发生与遗传有关。近视眼的发生率与民族及种族有关,对双胞胎的研究也令人信服地证明,近视眼和遗传关系密切。

环境在近视眼发生上所起的作用,证据同样引人注目。例如,本来没有近视眼的爱斯基摩人进入电气化和经过学校教育后,近视眼的发生率迅速增加。又如,通过改变实验动物的环境,已经制造出近视眼的动物模型。这些证据无可辩驳地说明,环境不仅影响近视眼的发展,而且可以制造出人为近视眼。

在近视眼中,只有一小部分是先天性和病理性的,大多数为后天性。后天性近视眼又称单纯性近视眼或学校性近视眼。

现在比较一致的看法是,高度近视眼或病理性近视眼为常染色体隐性遗传,它的发生主要受遗传影响。后天性近视眼或单纯性近视眼,为多因子遗传,受遗传和环境两种因素的影响。

9. 近视眼有哪些症状和体征

(1)远视力减退:近视眼的主要症状,是看不清远处物体,如黑板上的字、老师的脸、交通标志、电视和电影等。这是近视眼最常见,最重要的症状。

(2)外斜视:近视眼患者看近处物体,需要少量或不需要调节,使集中功能减弱。调节和集中产生矛盾,引起眼疲劳。严重者为了减少矛盾,放弃集中,采用单眼视的办法。被放弃使用的、近视度数较高的一只眼向外偏斜,形成外斜视。

(3)假性眼球突出:由于眼球的前后径长,中、高度近视眼看起来眼球好像有些向前突出。

(4)眼底变化:轻度近视眼的眼底正常。中、高度近视眼多数有以下眼底异常变化。

①近视弧。视盘的颞侧出现灰白色的弧形斑。这是由于眼球变长,巩膜拉伸,脉络膜从视盘周围脱开所致。严重者弧形斑可以发展成环形斑。

②豹纹状眼底。正常眼底呈均匀的橙红色,反映视网膜色素上皮的反光。高度近视眼色素上皮层变薄,露出脉络膜血管,眼底在橙红色背景下出现黑色条纹,类似豹皮,故称为豹纹状眼底。

③黄斑部出血、变性、新生血管形成。

④玻璃体液化、混浊。

⑤玻璃体后脱离。

⑥视网膜变性、视网膜裂孔、视网膜脱离。

10. 如何诊断近视眼

(1)视力检查:用远视力表检查远视力,再用近视力表检查近视力。近视眼患者的远视力不好,而近视力好。

(2)眼底检查:医生用眼底镜检查患者的眼底,轻度近视眼的眼底正常,中度和高度近视眼出现近视眼性的眼底改变。为了弄清楚眼底的情况,有时需要散大瞳孔进行眼底检查。

(3)验光:验光师在患者眼前加各种眼镜片,观察视力有无改善。如果用凹面镜使视力得以改善,则确认为近视眼。根据使用镜片的度数,可以判断近视眼的程度。小儿验光需要散大瞳孔、麻痹睫状肌,进行散瞳验光。

(4)眼压测量:成年人,特别是40岁以上的人,要测量眼压,以除外青光眼。

11. 近视眼的治疗方法有哪些

过去,虽然近视眼不能治愈,但通过戴眼镜或接触镜矫正近视眼的屈光缺陷,可以恢复正常或接近正常视力。现在,在屈光手术高速发展的今天,可以通过手术治愈近视眼,而把眼镜和接触镜扔在一边。但并不是每一个近视眼患者都可以接受手术治疗,18岁以下的儿童和青少年就不能做屈光手术。把眼镜和接触镜放到博物馆的时代还远远没有到来。

今天,眼镜仍然是治疗近视眼的标准方法,其他治疗方法之优劣,必须和眼镜进行比较。眼镜和接触镜仍然是多数近视眼和其他屈光不正患者的主要选择,因为与屈光手术相比,它安全、有效、危险小和花费少。

屈光手术通过改变角膜的形状,矫正屈光不正。手术矫正近视眼是一种比较新的技术,有多种手术方法可供选择。

目前,没有一种方法对所有近视眼患者都合适。近视眼患者在选择治疗方法时,要考虑以下问题:

(1)如何预测治疗的结果？对于患者的治疗需要,有多大的可靠性？

(2)治疗结果稳定吗？治疗效果会随时间的推移产生变化吗？

(3)有哪些危险？发生并发症的可能性有多大？

(4)维护的花费是多少？需要患者自己做哪些事？是否方便？美容效果如何？

(5)治疗的费用是多少？哪些费用不在医疗保险范围之内？

12. 为什么眼镜能够矫正近视眼

近视眼看不清远处物体的原因,是眼球太长或调节力过强,使平行光线通过屈光间质聚焦在视网膜之前。眼镜可通过镜片的光学作用,使物体反射的光线进入眼球后,聚焦到视网膜上,达到改善视力的目的。光线通过凹球镜片,使光线分散后再进入眼内,就能将光线聚焦在视网膜上。所以矫正近视眼需用凹球镜片,或称负球镜片。

图16显示凹球镜片矫正近视眼的情况。（实线）为远处物体反射的平行光线进入眼前,先通过凹球镜片,分散平行光线,然后使影像聚焦在视网膜上的状况。虚线为未通过凹球镜片矫正,焦点在视网膜前形成的影像模糊的状况。

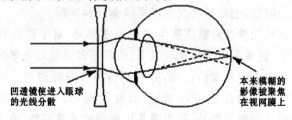

凹透镜使进入眼球
的光线分散

本来模糊的
影像被聚焦
在视网膜上

图16 凹球镜片矫正近视眼示意图

13. 戴眼镜有哪些优点和缺点

(1)优点

①多数成年人,包括儿童,甚至于幼儿都能接受眼镜。

②眼镜能够提供准确的、可以预测的视力矫正结果。眼镜能够稳定的矫正视力,差误在预期矫正范围的 0.50 屈光度之内。

③眼镜比接触镜和屈光手术都便宜,比接触镜更容易维护。

④因为眼镜从不接触眼球,所以不会损伤眼球,从不引起角膜并发症。

⑤眼镜到处可配。

(2)缺点

①对于某些特殊工作者,如消防员、运动员、演员,眼镜可能不受欢迎。

②有些人感到戴眼镜不方便、不舒服、不好看。

③寒冷天气,戴眼镜者从室外走进室内,镜片上所产生雾气会影响视力,需要擦拭。

④眼镜可能破碎和遗失。

14. 近视眼儿童要不要戴近视眼镜

近视眼发生了,要不要配戴近视眼镜,这是经常困扰患儿和患儿家长的问题,也是眼科医生经常被询问的问题。

美国验光学会对临床医生的指导意见是,对于婴儿和初学走路的孩子,近视在 3 个屈光度以下,通常不需要进行光学矫正。婴儿有高达 3 个屈光度的近视,有时候会在 2 岁时消失。早产儿的近视眼在儿童阶段也可能减轻,研究发现,到 7 岁时,近视眼中50％变成正视眼。此外,因为婴儿接触到的外部事物,绝大多数都在他们的附近,实际上,他们并不需要清晰的远视力。近视程度超过1～2个屈光度的学龄前儿童需要配眼镜,用负镜片矫正,因为在儿童之间,以及他们和事物之间的相互影响,已经发展在中等距离的范围内。如果不进行近视眼矫正,学龄前的近视儿童必须每半年进行一次眼科检查。如果近视的程度加深,就应该马上配矫正眼镜。如果到这种程度还不配眼镜,孩子就看不清楚远处的物体,由于看不清楚远距离和中等距离的物体,容易出现危害安全的事件。儿童进入学校以后,对远视力和近视力的需求与日俱增,不进行视力矫正必然影响学习。

近视眼患者戴不戴眼镜和弄清楚孩子的屈光情况是两码事,孩子视力不好必须查明原因,重要检查之一就是散瞳验光。有人听说近视眼戴眼镜不好,拒绝检查是完全错误的,有可能耽误孩子眼病的及时治疗。验光以后,根据孩子的屈光情况,由眼科医生决定是否需要戴眼镜,以及戴多少度数的眼镜。

对于6岁以下的儿童,要特别注意。有些孩子需要全天戴矫正眼镜,如有斜视、弱视或屈光参差的患儿。他们戴眼镜的目的不单纯是为了矫正近视眼,更重要的是预防和治疗弱视和斜视。对于这样的儿童,拒绝戴眼镜将导致严重后果。

15. 戴眼镜会不会使近视眼加重

假设有一个孩子刚刚开始出现近视眼,这意味着他的睫状肌发生痉挛,对出生时就存在的婴儿性远视眼的消除是有利的,但也有引起眼球继续延长,导致永久性近视眼的危险。缓解睫状肌痉挛,使视力恢复正常,防止眼球过度生长,最有效、最自然的方法就是让儿童不看书和不做近距离工作,只进行需要远视力的活动,如踢球。这就意味着孩子不能上学、不能学习,天天玩,很显然,在现代社会里这是根本行不通的。所以,需要寻找其他能够"欺骗"眼球的方法,做近距离工作时,让眼球的聚焦和看远一样。这样的方法将在以后叙述。现在要说的是,戴近视眼镜为什么对眼和视力有害。

如上述,患近视眼的人需要用凹球镜片(负球镜片)矫正视力。这种镜片使平行光线适当地分散后能够聚焦到视网膜上。镜片(加上调节的努力)使眼球感觉到观察到的物体比实际距离要近。这样,凹球镜片就把外部世界移得更靠近眼球。要注意的是,戴上近视眼镜,眼球就不能再接受平行光线,所有进入眼球的光线或多或少呈分散状态。按近距离工作学说,近视眼发生的主要原因是过度的近距离工作,凹球镜片使物体移得更靠近,必然使近视眼加重。

镜片对眼的损害,主要发生在阅读时。很多人用矫正远视力的眼镜进行阅读,即使不戴眼镜也能看清书上的字,在阅读时也戴。因为医生没有告诉他们戴眼镜的不良作用。还有一些人必须使用眼镜进行阅读,因为他们的近视眼已经发展到不戴眼镜不能进行阅读的程度。

为什么这样的眼镜是有害的?因为凹球镜片使物体靠得更近,需要增加调节。增加调节使眼球变长,阅读时需要更大度数的眼镜。恶性循环就这样开始了。因此,有些儿童需要每年换一次眼镜。

如果不戴近视眼镜,近视眼将仅仅发展到能够做一般近距离工作而不需要调节的那一点上。近视眼将终止在中等程度,或许只有-3屈光度。

综上所述,按照近距离工作学说,从预防近视眼发展的角度考虑,近视眼镜不戴为好。要注意的是,这主要针对青春期以前的儿童而言,对于发育成熟的成年人来说,影响不大。儿童到了上学年龄,看不清黑板,为了学习不得不配戴近视眼镜,在阅读和近距离工作时最好不戴。学龄前儿童除非有斜视、弱视和屈光参差等特殊情况,通常不考虑配戴近视眼镜。

16. 如何选择近视眼镜镜片的屈光度

按照近距离工作学说,近视眼是由近距离工作引起的,而"近距离工作"是指在 2 米范围内的任何工作。为了减少近距离工作对近视眼产生的负面影响,需要建立良好的视物习惯和配戴适当的近视眼镜。

对于成年人来说,在阅读和使用电脑时,至少应该保持 33～50 厘米的距离。近视眼患者配近视眼镜时,首先要知道患者看远时的屈光状况。某些人需要凹球球镜矫正,某些人需要凹镜联合柱镜矫正,也可能有人只需要柱镜矫正。对近视镜片选择的一般规则是,阅读和近距离工作时,近视眼镜的度数不要给足。戴给足的眼镜将使看东西越来越近,对近视眼的发展有促进作用。有人甚至于主张阅读眼镜比看远时的屈光状况加 +3 屈光度,使调节远点位于 33 厘米处,这是典型的阅读距离。任何物体超过这一点都是模糊的,这叫阅读在远点。当书位于眼前 33 厘米时,稍微拿远一点,字就轻度模糊,达到最大程度使睫状肌松弛的目的。

轻度散光可以忽视,不用柱镜矫正,仅用凹球镜矫正。散光意味着角膜和晶状体不是球形,可以看作仅影响屈光不正的一半。这样,就可把散光度数的一半转化为相当球镜的度数。例如,眼镜处方为 -2.00 屈光度球镜联合 -1.00 屈光度柱镜,可以转化为 -2.50 屈光度球镜。

选择远视力矫正达到最好的镜片,而且要经常戴(看远戴,看近也戴)的传统看法,显然对近视眼的发展是不利的。

很多研究显示,戴没有充分矫正的近视眼镜,有助于延缓近视眼的发展。在我国香港进行的一项研究中,选择 9～12 岁的儿童,所有儿童都有从 -1.00 屈光度到 -5.00 屈光度的近视眼。受试儿童分为 3 组,戴不同类型的眼镜,观察 2 年。

第一组,戴全部矫正的眼镜;第二组,戴加 +1.50 屈光度的焦点渐进式镜片;第三组,戴加+2.00屈光度的焦点渐进式镜片。所有儿童每6个月检查一次近视眼发展的程度,和预期结果一致,矫正不足延缓了近视眼的发展。戴全部矫正镜片的儿童,近视眼增加1.23屈光度。戴加+1.50屈光度焦点渐进式镜片的儿童,近视眼增加0.76屈光度。戴加+2.00屈光度焦点渐进式镜片的儿童,近视眼增加0.66屈光度。

以上理论是根据近视眼发生的近距离工作学说提出的,以下一项报道推翻了上述理论和试验。2002年底,路透社和法新社先后报道说,一项研究显示,用较低度数的眼镜来控制近视的传统方法,实际上会加重近视,甚至可能导致失明。英国《新科学家》发表了这项研究报告。英国剑桥大学验光师奥列阿里研究小组对马来西亚94名学生的视力进行了两年的研究,本来是想肯定戴较低度数的眼镜控制近视的作用,但结果却事与愿违,戴较低度数的近视眼镜,反而使受试者的视力更糟。奥列阿里和马来西亚国民大学的研究人员给47名近视学生配上足够度数的近视眼镜,另外47名学生则配上比他们近视程度较低一些度数的眼镜。他们吃惊地发现,后者的眼球伸长的速度更快,即他们的视力更糟了。奥列阿里认为,用较低度数的眼镜控制近视是危险的,因为人眼自己并不知道物体光线的焦点是落在视网膜前还是视网膜后面,如果物体图像没有落在焦点上,它只是一味地让视网膜往后调整。这意味着任何不清楚的图像将使近视更加恶化。奥列阿里说:"不戴眼镜是最差的选择,但不要戴较低度数的眼镜,应该戴足够度数的眼镜。"

过去半个多世纪,验光配镜师一直习以为常地为近视者配较低度数的眼镜,以控制他们的近视。专家假设,戴近视眼镜重新调整视线焦点的努力将导致眼球伸长,这不仅使远处物体的图像更不清楚,而且增加了近视者患青光眼和视网膜脱落等眼科疾病的风险。而根据这个理论,戴较低度数的眼镜应该停止眼球伸长的现象。

我们很难仅仅根据一项报道,推翻半个多世纪以来很多科学家的研究成果。由于科学研究的高度复杂性,出现不同结果是正常现象。对于我们来说,最好的办法是等待更多的研究结果出来以后,再更改我们的认识和选择。

17. 什么是屈光手术

屈光手术是指通过手术或激光技术,改变角膜形状,矫正眼球屈光缺陷的一组手术。近视眼患者的角膜弯曲度太大,而远视眼患者的角膜弯曲度不够,太平。散光眼患者的角膜不够圆,眼球像橄榄球,而不像篮球。屈光手术将矫正这些缺陷,使进入眼内的光线能够聚焦在视网膜表面,保持影像清晰。

有若干种屈光手术正在使用,还有一些正在研究。使用中的屈光手术在下面分别介绍。

18. 屈光手术有哪些优点和缺点

(1)优点

①手术后不需要再戴眼镜或接触镜。

②不像接触镜那样需要每天维护。

③如果手术后不需要用眼镜或接触镜矫正残余屈光不正,从长远看,花费可能比眼镜和接触镜都少。

(2)缺点

①有些人在手术后还需要戴矫正眼镜或接触镜。

②长时间后可能发生的手术并发症,目前还不清楚。

③手术有发生并发症的危险。

④不容易找到技术好的手术医生。

⑤手术和手术后复诊的花费较大。

19. 什么是放射状角膜切开术

放射状角膜切开术(Radial keratotomy,简称 RK),是在角膜中央区的周围做 4 条、6 条或 8 条深达角膜厚度 85%～95% 的放射状(轮辐样)切口。使这部分角膜的强度减弱,减弱的部分角膜膨隆,使角膜中央区变平,减少角膜的弯曲度,达到矫正近视眼的目的。

角膜改变的程度取决于放射状切口的数量、深度和长度。RK 对近视眼的矫正范围从低于 1 屈光度到 7 屈光度。RK 的结果难以预测,特别对近视比较严重的病例。虽然接受这种手术的人的近视眼都减轻了,但是多数病人满意的原因,是他们减少了对眼镜和接触镜的依赖。

已经报告的 RK 的并发症有:白天屈光和视力的变化、炫目、单眼复视、最好矫正视力的持续下降、散光增加、出现不规则的散光、诱发屈光参差、手术后数月或者数年后发展成远视眼,这种向远视眼的发展,使老视眼提前出现。RK 的切口使眼球的强度减少。20 多年前,放射状角膜切开术非常普遍。今天,医生多选择新的激光屈光矫正手术。

20. 什么是激光屈光性角膜切削术

激光屈光性角膜切削术(Photorefractive Keratectomy,简称 PRK),手术时,医生用准分子激光从角膜表面切削组织,使角膜变平,矫正近视眼。每只眼的手术时间少于 1 分钟。激光角膜屈光性切削术后,几乎每一个病人都发生轻微的角膜雾浊。它是角膜手术伤口愈合过程中的一种正常反应,多数病人甚至于不知道它的存在。角膜雾浊通常在手术后 1 年内消失。

21. 激光屈光性角膜切削术有哪些并发症

所有屈光矫正手术都有并发症。手术前,患者要向手术医生详细询问,激光屈光性角膜切削术通常有以下一些并发症。

(1)感染:激光角膜屈光性切削术的感染发生率约为 0.2%,比放射状角膜切开术(0.1%)和激光原位角膜磨镶术(0.05%)高。感染可能导致视力的永久性损害,但多数病例能够成功地被治愈。为了减少感染,手术后应该避免热水浴、游泳、使用有问题的眼药水、使用眼部和皮肤化妆品。保持身体的高度卫生和清洁,如认真洗脸、洗手,特别注意清洗指甲,有助于防止感染。

(2)残余近视:矫正不足仍然有近视,但度数比手术前低,被称为残余近视。如果残余近视度数较高,可能需要再次手术。如果残余度数较低,可能需要戴眼镜或接触镜。

(3)产生远视:矫正过度,近视眼变成了远视眼,引起视觉疲劳和视物模糊。症状严重程度取决于远视程度和年龄。对于 40 岁以上患者比较麻烦,可能需要提前戴老视眼镜。

(4)视觉质量下降:少数病例可能出现光晕、星芒和幻影、夜间视力下降。

(5)视觉的清晰度永久性丧失:有少数病例虽然视力改善,但清晰度下降,戴眼镜或接触镜也无法恢复。

(6)在某些情况下,需要点糖皮质激素眼药。长期使用可能导致高眼压、青光眼、白内障。

22. 什么是激光原位角膜磨镶术

激光原位角膜磨镶术(Laser in situ keratomileusis,简称LASIK),是治疗 -10.00 屈光度以下近视眼的一种安全和非常有效的方法。因为 90% 的近视眼小于 10 个屈光度,所以该方法适用于大多数近视眼患者。

手术原理和 PRK 一样,通过改变角膜的形状,达到治疗近视眼的目的。手术的第一步,医生用类似木工刨子的微型角膜刀在角膜前面切开一薄层,切到最后不要完全切断,让角膜片和角膜连在一起,这就是带蒂角膜瓣。第二步,用准分子激光束按设计数值切削角膜基质层,准确度可以达到分子水平以下。角膜板层大约厚 75 微米,准分子激光每次可切削几微米厚的角膜组织。治疗近视眼,切削角膜中央使其变平,以减少聚焦能力。第三步,将带蒂角膜瓣恢复到原位,让组织自然黏合。角膜表面伤口将在数小时内愈合,视力在手术后第一天就得到改善。

23. 激光原位角膜磨镶术有哪些并发症

(1)用自动微型角膜刀,切开戴蒂角膜瓣时失败。

(2)手术过程中角膜瓣遗失。

(3)激光切削角膜的过程完成后,角膜瓣遗失。

(4)角膜瓣滑动,没有愈合在角膜中央原来的位置上。

(5)做角膜瓣时,切得太深,引起角膜穿孔;或者切得太浅,引起角膜瓣穿孔。

(6)角膜上皮组织被带入基质层,引起上皮内生。上皮内生发生率为 1.29%。

(7)角膜感染,引起弥漫性板层角膜炎。弥漫性板层角膜炎发生率为 0.81%。

24. 什么是屈光手术的理想对象

屈光手术最理想的情况是,患者渴望有较好的裸眼视力,而且强烈要求不戴眼镜和接触镜。强烈希望手术后视力非常好的患者,不是理想的手术对象,因为最好的矫正视力,术后都有潜在下降的风险。

近视眼在发展过程中,绝对不可做屈光手术。生理成熟期前和近视眼没有稳定的患者也不可进行屈光手术。换句话说,18岁以下的青年人不能做屈光手术。

近日,台北医科大学著名眼科专家蔡瑞芳教授突然宣布,今后不再做屈光手术(LASIK)。蔡教授表示,经过长期观察发现,不少当年接受这种手术的患者,在十多年后视力明显下降,可能与手术后角膜瓣发炎有关。

由此,在海峡两岸引起对屈光手术治疗近视眼的大讨论,大辩论。不管辩论的结果如何,笔者知道这样的事实,眼科医生和他们的子女有近视眼的不在少数,但是,选择屈光手术治疗的,却凤毛麟角。

25. 近视眼可能发生哪些并发症

一般近视眼通常不发生并发症。高度近视眼,戴接触镜或做屈光矫正手术的患者可能发生并发症。

(1)高度近视眼的并发症

①脉络膜血栓和出血。这种血栓和出血可以复发,通常发生在中央区,每一次发生,都导致瘢痕萎缩区的形成和扩大,对视力产生严重影响。

②某些高度近视眼伴有玻璃体混浊,混浊有时突然增加,形成严重并发症。玻璃体也可能出血。

③视网膜变性引起视网膜裂孔,导致视网膜脱离。视网膜脱离是近视眼的严重并发症。近视眼中大约有5%发生视网膜脱离。

④高度近视眼,容易发生单纯性青光眼。

⑤黄斑部有新生血管形成,影响视力。

(2)使用接触镜产生的并发症,如眼部感染或角膜溃疡等。

(3)屈光矫正手术产生的并发症,虽然不多见,但一旦发生则相当严重。

26. 如何控制后天性近视眼的发展

多种研究证明,在近视眼的发生和发展上,视觉环境起重大作用,持续进行一定水平的调节是导致近视眼发生的重要原因。如果我们能够防止这一水平调节的持续发生,将能预防近视眼的发生和发展。

最近的研究指出,当保持长时间调节(阅读或近距离工作)时,睫状肌发生慢性痉挛,晶状体不能完全放松。这样,当看远处目标时,物体反射的平行光线进入眼内后,由于屈光程度加大,只能聚焦在视网膜之前,导致视物模糊,出现近视眼的第一个症状。如果睫状肌痉挛长期存在,引起玻璃体腔压力升高,促使眼球后部外伸。随后液体流入玻璃体腔,填补其增加的容积,使玻璃体腔进一步扩大。调节越大,集中越强,引起的压力也越大。猴的实验显示,如果允许睫状肌痉挛2~4个月,眼球就开始出现延长。换句话说,眼变长了,结构性近视眼就发生了,眼球越长,近视眼越严重。在此阶段,患者的近视眼有两种成分:功能性近视(痉挛性近视或假性近视)和结构性近视(轴性近视)。目前,在技术上已经可以消除或减少睫状肌痉挛,但没有证据表明,眼球变长以后能够恢复原状。为此,在近视眼的早期阶段进行预防是防治近视眼的关键。

有些研究者认为,近视眼的发生是正常的适应性反应,眼球试图适应持续的近距离工作,同时又不想努力进行调节。很明显,当近视眼发展到一定程度,受视力的限制,阅读材料将离眼越来越近,因为只有这样才能不增加调节。从在理论上讲,达到某种程度之后,睫状肌痉挛将缓解,近视眼的发展将终止在这个点上。但是,如果患者把看清远处物体的近视眼镜(凹球镜片),也用来阅读,则阅读材料就可以靠眼更近,这个过程被不断重复,近视眼就

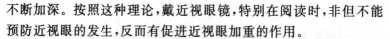

不断加深。按照这种理论,戴近视眼镜,特别在阅读时,非但不能预防近视眼的发生,反而有促进近视眼加重的作用。

自从近视眼被发现以来,人们就在不断探索和研究防治近视眼的方法,根据文献记载,大致可归纳为以下几类。

(1)建立适当的近距离工作习惯:这些方法着眼于减少调节和集中的压力,预防睫状肌痉挛的发生。

(2)凸球镜片法:戴凸球镜片(矫正远视眼和老视眼的镜片),以减少近距离工作时的调节,防止近视眼的发展。

(3)双焦点眼镜法:戴双焦点眼镜,使孩子近距离用眼时,不通过矫正近视的凹球镜片,只在看远处物体时,通过这种矫正镜片,以减缓近视眼的发展。

(4)电视眼镜法:看电视时戴特殊的能够减少调节的眼镜。

(5)改善营养法:用增加食物中动物蛋白质的办法,防止近视眼的发展。

(6)针孔眼镜法:用针孔眼镜代替阅读眼镜,减少调节,防止近视眼的发展。

(7)室外活动法:室外活动,在阳光刺激下,视网膜释放多巴胺。多巴胺可抑制眼球的生长。这是最新的预防近视眼的方法。

27. 建立适当的近距离工作的习惯

按照以上引起近视眼的学说,近视眼是由于过度近距离工作所致。所谓"近距离工作"是指任何在 2 米距离之内进行的工作,主要有阅读、缝纫、钟表修理、打字、使用电脑等。为了避免近距离工作的负面影响,应该建立良好的用眼习惯。

(1)阅读距离:把书和其他阅读材料放在眼睛尽可能感到舒服的距离上。从肘部到指关节的距离被认为是最佳的阅读距离。看完一段书,至少在看完一页后,抬头看一下远处,让眼睛放松。椅子的位置和高度最好使阅读者能够通过窗户看到外面景物,以便及时看望远处。

(2)阅读姿势:不要躺在床上或地板上阅读。这种姿势使眼睛靠阅读材料太近。阅读和写字时,不要用肘部支撑在桌子上,因为这种姿势使头部太靠近阅读对象。

(3)照明:近距离工作时要保持适当的照明。很多人在室内喜欢用很暗的照明,这种习惯必须改掉。在特殊情况下,室内照明甚至于要达到日光照明的程度。适当的亮度,除了消除需要把书放得太近之外,还使瞳孔变小,使晶状体的周边部分不受光照,减少了对调节总量的需求。必须避免不加选择的使用太阳眼镜,特别要避免在室内近距离工作时戴太阳眼镜。

(4)生病:人吃五谷杂粮,生病是不可避免的。生病时躺在床上,为了减少烦闷常常看书、看报或者玩电子游戏机。病房里的照明通常很弱,这种环境加上身体虚弱,可能使近视眼迅速发展。最好用看电视代替阅读。

28. 防治近视眼的电视眼镜法

为了使近视眼患者坐得离电视机不要太近,可能需要配一副低度凹球镜片的眼镜。所谓电视眼镜,实际上就是凸球镜片,类似阅读眼镜。镜片的屈光度选择在使坐在适当距离看电视的人,在持续观看时屏幕上的影像时稍微模糊一些。目的是帮助缓解睫状肌痉挛。

29. 防治近视眼的营养法

1956年加德纳观察到低蛋白质饮食和近视眼有关,便在1958年用增加食物中蛋白质的办法治疗近视眼。他的试验进行了一年,被试验的儿童从5岁到13岁,近视眼的程度从－0.25屈光度到－2.00屈光度以上。在试验组儿童的食物中增加10%的动物蛋白质,对照组儿童吃不增加动物蛋白质的相同食物。结果:在两组年龄和近视眼程度相同的孩子的对比中,发现试验组近视眼的发展比对照组慢。说明在食物中增加动物蛋白质,有防止近视眼发展的作用。

根据这个试验和近视眼发生的营养学说,在儿童饮食中适当增加动物蛋白质和减少高提炼淀粉对预防近视眼可能有一些好处。

30. 防治近视眼的针孔眼镜法

针孔眼镜的镜片不是玻璃做的,而由带有几排小孔的不透明的金属或塑料做成,通过小孔看东西。光束由所看物体反射进入眼内,小孔起到减少光束直径的作用。正常情况下,瞳孔开大允许光线进入,光束最外面的光线引起屈光不正,包括近视、远视、散光和老视。针孔挡住光束周边的部分,通过瞳孔进入眼内的只是中央部分,任何屈光不正和老视在角膜和晶状体就不那么明显了。

戴针孔眼镜能够改善近视眼患者的视力,看近时不需要调节,故有预防近视眼的作用。由于这种眼镜在 1999 年才开始在美国使用,有文章说,戴这种眼镜预防近视眼有明显效果。

31. 防治近视眼的室外活动法

最近,预防近视眼发展的最重要发现,是来自悉尼的近视眼研究。澳大利亚的罗斯(Kathryn A. Rose)医生分析研究了超过4 000 名澳大利亚学龄儿童家长的报告。由家长报告自己孩子(6岁或 12 岁)每天的活动。这些活动被分成室内和室外,家长注意到进行这些活动时,所需要使用的近、中或远视力。每位儿童和家长的屈光情况和种族都记录在案。

研究发现,在 12 岁儿童组,较好的视力和室外活动的时间密切相关,而与近距离工作量和室外活动的方式无关。在同一个年龄组,近视眼与缺少室外活动及高水平的近距离工作密切相关。

这个发现已经被美国、新加坡和中国的若干研究所确认。

近视眼是眼球变长的结果,室外活动时,视网膜受到阳光的刺激,释放抑制眼球生长的多巴胺,起到预防近视眼的作用。多巴胺是已知的眼球生长的抑制剂,而且已经为动物实验所证实。

后来的研究发现,每周在室外阳光下活动 10~14 小时就能够起到预防近视眼发展的作用。

没有证据显示,戴眼镜会妨碍阳光对近视眼的预防作用,戴帽子亦然。可能即使戴眼镜或帽子,进入眼球的阳光依然有足够的强度。室外阳光的强度至少比室内强 10 倍。

每天在室外活动 2 小时左右,就能够预防近视眼的发展,这的确是一个简单易行的方法,而且有益无害,只要家长和老师注意,每一个孩子都可以做到。

六、远视眼

1. 什么是远视眼

眼球在调节静止状态下,5米以外的平行光线通过角膜、晶状体等屈光间质,在视网膜后形成焦点,落在视网膜表面的影像是模糊的,这样的眼被称为远视眼。多数儿童出生时有一定程度的远视,但在12岁以前消失。远视眼患者通常看近处物体有困难,某些严重患者看远处物体也可能出现困难。

如果看远处物体清楚,而看近处物体有困难,有可能是远视眼。儿童常常因为阅读困难,而被发现有远视眼。

有人认为远视眼不是一种疾病,只说明眼球的形状有点不正常,眼轴比较短。远视眼的近点较远,看近处物体时需要较大的调节力,所以有远视眼的人,出现老视眼的年龄较早。

2. 远视眼分成几类

根据远视的程度可将远视眼分为以下几类:

(1)轻度远视眼:小于+2.00屈光度。

(2)中度远视眼:+2.00屈光度～+4.00屈光度。

(3)重度远视眼:+4.00屈光度～+6.00屈光度。

(4)高度远视眼:大于+6.00屈光度。

根据眼球的变化可把远视眼分成两类:

(1)结构性或轴性远视眼:为最常见的远视眼,眼球的前后径比正常眼短。因为前房浅,房角窄,容易发生闭角型青光眼。在

＋4.00 屈光度以上的远视眼,视神经较细,可能合并有假性视盘水肿。假性视盘水肿没有真正视盘炎的其他症状,如视盘边缘模糊、视盘出血等。

(2)屈光性远视眼

①曲率性远视眼。由于先天或后天原因,晶状体和(或)角膜弯曲度较小,屈光力比正常眼低,如球形晶状体、扁平角膜等。这类远视眼非常少见。

②屈光指数性远视眼:为眼球任何屈光间质的屈光指数下降所引起,少见。

③无晶状体眼和晶状体脱位形成的远视眼。

3. 构造性(轴性)远视眼是如何发生的

目前,普遍认为构造性(轴性)远视眼是由遗传因素决定的。初生下来的婴儿多数有＋2.50～＋3.00 屈光度的远视,随着身体发育,眼球长大成为正视眼。有些孩子因为遗传因素,眼球发育不完全,停留在远视眼的状态,就成为远视眼。因此,远视眼只会减轻,不会加重。也有人认为,远视眼的出现可能与环境因素也有一定关系。

大约有四分之一的人有不同程度的远视眼。远视眼的发病率随年龄的增长而增加,在 65 岁以上的人群中,至少一半人有不同程度的远视眼。男性和女性的患病率相当。

4. 远视眼有哪些症状

对于远视眼来说,眼球太短,光线聚焦到视网膜的后面,而不是准确的聚焦在视网膜的黄斑区。远视眼患者要看清远处目标,需要加强调节,增加晶状体的屈光能力,使视网膜上的影像清晰。很多远视眼儿童能够看清远处目标,因为他们的晶状体有足够的

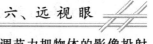

屈光能力。如果晶状体不能提供足够的调节力把物体的影像投射到视网膜上,必然出现视物模糊,这就是远视眼较为严重,或者年龄较大的远视眼患者看不清远处物体的原因。看近处物体比看远处物体需要更强的调节力,因此,远视眼患者看书或者近距离工作时常常出现困难。过度使用调节容易引起眼疲劳,患者感到疼痛和不舒服,这是远视眼儿童喜欢户外活动,不喜欢看书和写字,学习不好的原因。远视眼需要用凸透镜矫正。

归纳起来,远视眼的主要症状和体征有以下几项。

(1)视力障碍:远视眼的症状与患者的年龄和健康状态有关。青少年患者调节能力强,轻度远视几乎没有症状,远、近视力都正常。中度以上远视眼,有的远视力好,近视力不好;有的远、近视力都不好。随着年龄的增长,调节能力逐渐减弱,视力障碍日益加重,近视力不好更为突出。

(2)视力疲劳:远视眼患者,由于过度使用调节,极易引起视力疲劳,特别在阅读和近距离工作时。通常表现为眼球和眼眶胀痛、视物模糊,休息后可以好转。青少年患者视力疲劳症状较轻,也可能不出现症状。随着年龄的增长,症状越来越重。

(3)出现调节性内斜视:远视眼患者过度使用调节,过度调节与眼球的集中产生矛盾,为了解决矛盾,有一只眼采取放弃注视的办法。引起非注视眼向内斜,产生调节性内斜视。斜视眼通常为远视度数较高的一只眼。

(4)发生老视眼较早:即俗称"早花"的现象,可能不到 40 岁,就需要戴老视眼镜阅读。有些高度远视患者,为了使目标在视网膜上形成较大影像,弥补影像不清,把目标放在眼前很近的地方,表面看好像是近视眼。

(5)对光比较敏感。

5. 如何诊断远视眼

(1)视力检查:远视眼的远视力好,而往往近视力不好。各级学校经常检查学生的视力,但对于发现远视眼的效果不大。因为通常只检查远视力,受检查者能够运用调节能力弥补眼球前后径较短的缺陷,和正常人的视力一样好。到医院眼科进行全面眼科检查时,不但检查远视力,而且要检查近视力,比较容易发现远视眼。

(2)眼底检查:中度和高度远视眼,在眼底镜下可见视盘较小,颜色较红,边缘较模糊。

(3)裂隙灯检查:远视眼的眼球较小,前房比较浅。

(4)眼压检查:特别是40岁以上患者需要测量眼压,因为远视眼的前房浅,容易引起眼压高,导致青光眼。

(5)散瞳验光:散大瞳孔验光,可以确诊。

6. 如何治疗远视眼

远视眼的问题,在于眼球的前后径短,角膜和晶状体把物体反射的光线聚焦在视网膜后。所以远视眼需要用凸球镜片矫正。物体反射的光线先通过凸球镜稍微聚合后再进入眼内,克服眼球较短的缺陷,使影像聚焦在视网膜表面。

对于远视眼的治疗,主要有以下几种方法。

(1)眼镜:轻度远视眼患者,特别是调节能力较强的青少年,不需要用眼镜矫正。中度和重度远视眼的儿童和青少年需要用眼镜矫正,不矫正有发生内斜视的危险。

(2)接触镜:戴接触镜可以免除戴眼镜的一些麻烦和苦恼,但是也存在一些问题。例如,较高的维护费用、角膜变形、角膜缺氧、角膜感染、眼睑过敏等。儿童和青少年患者通常不宜选择接触镜。

(3)屈光手术:近年来,有一些手术被用于矫正远视眼,但均不适用于 18 岁以下患者。

7. 远视眼视近物时也需戴眼镜吗?

我们已经讨论过,当我们看近处物体时,眼球要做两件事:调节和集中。这两个系统是相互关联的,自动调节导致自动集中的发生,说明眼球工作正常。看远时不需要调节,也不产生集中,而在看近时,调节和集中都需要。轻度远视眼容易被眼球的调节功能所克服。

如果远视眼比较严重,将发生两件事:在看近处物体时,为了保持物体清晰,眼球必然努力进行调节,继而引起调节性集中。过度的集中导致眼疲劳或复视的发生。虽然远视眼并不一定引起视物模糊,但常引起眼疲劳。视物越近,时间越长,眼疲劳的症状越严重。给远视眼患者配眼镜,是为了减轻眼睛的负担,消除眼疲劳和学习的困难,所以,有时候远视眼患者视力很好,也需要配眼镜。

8. 什么是婴幼儿的高度远视眼

远视眼是婴幼儿很常见的屈光情况。多数婴幼儿有低度远视眼,而超过+3.50 屈光度的远视眼不超过 10%。虽然高度远视眼是弱视和内斜视的危险因素,但对于矫正婴幼儿高度远视的最佳时间仍然存在争议,特别在没有斜视的情况下。

婴幼儿调节能力强,调节范围很大,很容易克服高度远视眼。他们的调节能力足以在视网膜上形成清晰的影像,而避免弱视的发生。目前,我们并不知道高度远视眼是否伴有调节异常,如果有,则有发生弱视的潜在危险。屈光状态随年龄而变化,过去认为,婴幼儿有轻度远视,但到儿童期消失。现在有人研究发现,大多数婴幼儿和儿童有轻度远视眼,而到 7 岁以后开始下降,持续到

40 岁左右。最近还有其他研究显示,很多高度远视眼的婴儿出生6 个月后度数开始下降,至少有 6 屈光度的婴儿,在 6 个月时占9％,1 岁时占 3.6％。

眼球的生长使儿童远视眼的度数逐渐下降。因而,眼球轴长的变化机制自然成为人们关注和研究的重点。动物实验和数学模型研究指出,新生儿的远视可以转化为正视眼,用眼镜全部或部分矫正早期的高度远视眼,可能导致高度远视眼不发生减退,而不随年龄的增长逐渐变成正视眼。

婴幼儿的高度远视眼,常常因为出现其他问题而被发现。如果对婴幼儿进行视力筛查,这种情况可能有所改变。儿科和眼科医生都应该询问就诊婴幼儿有无内斜视和弱视家族史。有家族史的小儿,发生高度远视眼的可能性较大。对小儿进行检查时,要注意头位和眼位。头位和眼位异常,常意味着存在屈光不正的问题。通过散瞳验光和眼底检查可以确诊远视眼。

对高度远视眼婴幼儿的处理,取决于眼位和视功能。眼位正常,能正常注视,没有其他眼部问题,可以不戴眼镜。3 个月后复查,进行散瞳验光,如果远视度数没有减低,患儿有视力下降的证据,需给孩子配戴矫正眼镜。眼镜的度数比散瞳验光的实际结果最好低 2 个屈光度,以保留一定的调节力,为转变为正视眼的可能性留下余地。如果远视眼的度数下降,每 3～4 个月观察一次即可。对于戴眼镜的婴幼儿,远视眼度数明显下降,要及时更换眼镜。

如果双眼注视正常,在给患儿配眼镜前,最好每 2～3 个月散瞳验光一次。如果患儿双眼远视眼程度基本一致,没有发生弱视的证据,可继续观察。

研究发现,9 个月大的婴儿,如果远视眼超过＋3.50 屈光度,有发生弱视的高度危险性。因此,必须全部或部分用眼镜矫正患儿的远视眼。

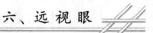

　　给婴幼儿戴眼镜,问题很多,家长反对是第一关,婴幼儿的拒绝是第二关。所以给婴幼儿配戴眼镜,需要由有经验的眼科医生和验光师进行。

9. 如何预防远视眼

　　到目前为止,还没有预防远视眼的确切方法。但以下的办法对远视眼患者可能有一定好处。

　　(1)吃含有丰富维生素 A 和维生素 C 的食物。

　　(2)在室外工作或行走时戴太阳眼镜,防止过量紫外线照射眼球。

　　(3)喝足够的水,防止眼干。

　　(4)定期进行常规眼科检查。

七、散光和屈光参差

1. 什么是散光眼

散光是眼球的一种缺陷,来自远处物体(如天上的星星或路灯)在视网膜上形成的影像,呈一条线,而不是一个清晰的点。这是由于角膜或晶状体(或两者都在内)不够圆。散光的发生主要在角膜,角膜的不同部位有不同的聚焦能力。角膜在两条相互垂直的子午线上的屈光力不一样,导致患者视物变形或倾斜。

换句话说,外界物体反射的光线进入眼内,不能在视网膜表面形成焦点,而形成焦线,以致看远看近都不清楚,这种状态被称为散光眼。这种眼的缺陷需要用圆柱镜片矫正。圆柱镜片在两根相互垂直的子午线上的屈光力是不同的。很多近视眼和远视眼患者都伴有不同程度的散光,常常引起视力问题。实际上,100%的人都有不同程度的散光。

散光和近视眼与远视眼一样,使视力下降。但是,散光要复杂得多,因为它在不同方向上屈光力不同。因此,无论用眼镜、接触镜、屈光手术矫正都比较困难。

2. 引起散光眼的原因有哪些

(1)先天性散光:大部分散光是先天性的。角膜或晶状体的形状不够圆,散光就发生了,这种散光称为曲率性散光。最常见的原因是角膜不够圆,像橄榄球而不像篮球。结果角膜有两个弯曲度,一个弯曲度大,一个弯曲度小。至于为什么会发生这种现象,普遍认为主要是先天性遗传因素。也可能与其他因素有关,如眼睑对角膜的压迫。

(2)后天性散光:严重散光通常发生在各种眼科手术之后,包括白内障摘除术、穿通或板层角膜移植术、小梁切除术等。角膜疾病,如圆锥角膜,也可引起散光。角膜外伤和炎症引起的角膜变形和瘢痕形成常常引起不规则散光。

3. 有多少人有散光眼

在现代眼科文献中,关于散光眼的发生率的报道差别很大。一般来说,先天性散光很常见,后天性散光比较少见。

研究发现,先天性散光非常普遍,临床上能够发现的散光眼高达 95%。明显散光眼的发生率为 7.5%～75%,取决于研究目的和所定标准。大约 44% 的人有 0.50 屈光度以上的散光,10% 的人有超过 1.00 屈光度的散光,8% 的人有 1.50 屈光度或超过 1.50 屈光度的散光。

研究显示,临床上能够发现的散光,大约 10 只眼里有 9 只眼。换句话说,几乎所有的人都有不同程度的散光,轻度散光对视力的影响轻微,难以发觉,也不需要矫正。中度和高度散光眼,看远物体和近物体都不清楚,则需要进行矫正。

4. 如何对散光进行分类

根据散光的程度可以把散光眼分成以下几类:

轻度:少于 1.00 屈光度。

中度:1.00 到 2.00 屈光度。

重度:2.00 到 3.00 屈光度。

高度:大于 3.00 屈光度。

散光往往和近视眼和远视眼交织在一起,情况比较复杂,通常

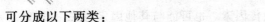

可分成以下两类：

(1)不规则散光：角膜各部分的屈光度不同，无规律可循，矫正非常困难。

(2)规则散光：角膜在相互垂直的两条子午线上弯曲度不一样，屈光度不一样，被称为规则散光，可以用圆柱镜片矫正。

5. 散光眼有哪些症状和体征

(1)视物模糊：视物模糊与散光的程度和方式密切相关。有轻度散光的人视力通常正常，但在看某一距离的物体时，可能出现头痛、眼疲劳和视物模糊。有严重散光眼的人视物不清和扭曲。

(2)对于视网膜上的模糊图像，需要不断地进行精细调节，加上视物发生扭曲，故散光眼，特别是远视散光眼患者，容易发生视力疲劳。

(3)不正常的头位和眼位：双眼有高度不对称的散光患者，为了看得更清楚，往往采取倾斜头位，而导致斜颈，散光矫正后可以恢复。高度散光患者看远处和近处目标常常眯眼，起到针孔和裂隙作用以减少散光对视力的影响。

6. 如何诊断散光眼

(1)视力检查：通过远视力和近视力检查，可以发现散光。散光较重的患者，远视力和近视力都不好。

(2)散光表检查：散光表上有很多放射状条纹，检查时如果被检查者感到某一条子午线的条纹不清楚，说明有散光。

(3)检查屈光度：通过验光即可诊断散光眼，这是最常用的诊断散光眼的方法。

(4)角膜曲率检查：通过角膜曲率计检查，发现角膜表面在不同子午线方向的弯曲度不一样。

（5）角膜地形图检查：还可检查和记录角膜弯曲度的情况，以及角膜表面是否光滑，可以发现不规则散光。

7. 如何治疗散光眼

大多数散光眼都能用眼镜矫正。散光眼也可用近来发展起来的特殊接触镜和屈光手术进行矫正。散光与近视眼及远视眼一样影响视力，但散光要复杂得多，因为它在屈光度和方向两个方面都存在问题。散光眼需要用柱镜片矫正，因此，用眼镜和接触镜矫正比较困难。尤其是接触镜，需要特殊设计，方可矫正散光。屈光手术矫正散光也比治疗近视眼或远视眼复杂和困难。

散光眼的程度可能稍有增加，但不会变化很大，因此不会恶化。

戴眼镜或接触镜矫正一般散光后，可以进行一切活动，对生活方式没有明显影响。但是，高度散光眼即使矫正，也比较容易出现视力疲劳症状，对工作和生活或多或少有些影响。

8. 什么是屈光参差

近视、远视和散光皆指单眼的屈光不正。双眼间屈光状态不相等，不论是屈光不正的性质或程度，皆称为屈光参差。屈光参差表现形式多样，一般认为，小于 1.50 个屈光度的屈光参差属于生理性的，可以有良好的双眼单视功能。换句话说，屈光参差超过 1.50 屈光度才在临床上诊断为屈光参差

如果婴幼儿时期存在远视性屈光参差而未被发现，将在远视比较严重的一只眼发生弱视和斜视。这种情况容易发生在屈光参差比较严重的孩子。

另外，给屈光参差患者配眼镜有困难，因为两只眼眼镜片的屈光力相差较大，存在不同的三棱镜作用，在眼镜片中央区以外引起复视，患者难以耐受。使用高屈光指数材料做得比较薄，三棱镜作

用小的镜片有助于解决这个问题。

屈光参差多为先天性,在眼球的发育过程中,远视的度数不断减退,近视的度数不断增加,如果双眼发育和生长不一致,就可能出现屈光参差。

眼病、外伤和药物也可能引起屈光参差,但非常少见。

9. 屈光参差有哪些症状

屈光参差造成两只眼视网膜上形成的影像大小和形状不一样。通常认为,差别 0.25 个屈光度,影像大小差别 0.5%。如果双眼影像大小差别在 5% 之内,患者往往能够适应。如果超过这个范围,大脑视觉中枢不能把两个不同的影像融合在一起,而引起视疲劳,产生头痛、头晕、恶心等症状。还可能出现间歇性复视、交替性视物模糊、对距离判断错误、视物扭曲等症状。

双眼使用的调节力不等,尤其是远视性屈光参差者,需要的调节力强,发生与集中的矛盾,解决矛盾的办法是改为单眼视,结果不使用的一只眼会出现斜视。产生斜视的眼通常为屈光不正较为严重的那只眼。一旦形成斜视,双眼矛盾解决,上述症状随即消失。但斜视可引起弱视,进而导致视力永久性丧失。

屈光参差发生的年龄越早,产生适应的可能性越大,越容易掩盖症状,常常因出现斜视和弱视时才被发现,而失去治疗的良好时机。

屈光参差可能产生以下的视物情况:

(1)双眼视力:屈光参差不严重者(在 2.5 个屈光度以下),有双眼单视的能力。

(2)双眼交替视力:指双眼视物时每次只使用一只眼。交替视力多见于双眼视力都好的病例,如一只眼为正视眼或轻度远视眼,另外一只眼为近视眼。看远时用正视眼或轻度远视眼,看近时用近视眼。采用这种方式,不产生调节和集中的矛盾,患者感到舒服,但是没有立体视感和深度觉。

(3)单眼视力:如果双眼中一只眼屈光不正严重,视力很差,患者将使用较好的一只眼,做一切工作。不使用的眼受到抑制,没有锻炼视物的机会,逐渐形成斜视和弱视。

10. 如何诊断屈光参差

(1)视力检查:通过远视力和近视力检查,可以发现双眼视力有差别。

(2)眼底检查:双眼眼底可能有不同表现。

(3)屈光检查:通过验光,特别是散瞳验光,可以确定双眼的屈光状况和程度,确诊屈光参差。

11. 如何治疗屈光参差

(1)眼镜:用眼镜进行充分矫正,力求保持双眼视力,避免斜视和弱视。如果对眼镜不能适应,在保证把较好的一只眼矫正到最好视力的前提下,减少另外一只眼镜片的屈光度。在这种情况下,难以保证双眼视力。对于比较顺从的儿童,选择眼镜矫正比较方便,但眼镜有以下缺点:

①眼球运动时出现的三棱镜作用。

②如果戴度数较大的凹球镜片,影像和眼球都显小。

③不容易适应。

④影响影像的融合。

(2)接触镜:矫正儿童的屈光参差,选择接触镜较好,特别是有发生弱视危险的儿童,如早产儿和有斜视和弱视家族史者。屈光不正的类型和程度与弱视的发生有密切关系。儿童弱视的发生,远视眼比近视眼多见。如果屈光参差儿童有一只眼近视超过 10 屈光度或者远视超过 5 屈光度就容易发生弱视。2%~4%儿童视力的丧失是由于弱视,早期诊断和预防可以防止。

接触镜避免了眼镜的很多缺点,但儿童能否接受和有没有合适的接触镜可供选择也是问题。

(3)屈光矫正手术:如果眼镜和接触镜矫正失败,屈光手术对于屈光参差的儿童也是一种选择。对儿童来说,屈光手术是一种正在研究中的手术,尚无肯定的结论,采用时要高度慎重。美国芝加哥大学已经给两个儿童(一个14个月大)进行了激光原位角膜磨镶术,结果有待观察。

如果屈光参差的儿童伴有弱视,一旦屈光不正被矫正,接着就要进行弱视治疗。治疗的主要方法仍然以传统的遮盖疗法为主。遮盖视力较好的一只眼,强迫弱视眼看东西。用遮盖疗法治疗弱视必须在医生指导下进行。

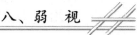

八、弱 视

1. 什么是弱视

弱视(Amblyopia)是一个医学名词,来源于希腊语。西方人常把弱视称为"懒眼"(lazy eye)。视路好比马路,马路运送人和货物,而视路把视觉信息由眼传递到脑。弱视发生的根本原因,在于视路发育不良,眼和脑不能协调一致地工作,使单眼或双眼视力下降,用眼镜或接触镜不能矫正,而眼的本身没有解剖上的异常。医生对眼部进行检查,没有发现器质性眼病的存在。

对于弱视的定义,不同学者有不同的描述,现仅举以下几例:

(1)凡无器质性损害,而矫正视力低于 0.4(好眼 1.0)或好眼低于 1.0 而双眼视力相差 3 行(视力表)以上,视力低的那只眼为弱视眼。

(2)没有可见的引起视力下降的器质性改变,或伴有某些器质性改变,但这种改变远不能解释视力下降的程度,这种视力下降被称为弱视。

(3)我国中华眼科学会弱视斜视防治组在 1996 年给弱视下的定义是:凡眼部无器质性病变,以功能因素为主所引起的远视力等于或小于 0.8,且不能矫正者均列为弱视。

2. 弱视和斜视是同一种眼病吗

有很多人错误地认为,一个人有斜视就一定有弱视,实际上弱视和斜视不是一种眼病。这种混淆可能由于斜视可以引起弱视

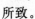

所致。

恒定性单眼斜视(即右眼或左眼持续偏离正视的方向)可以引起弱视。交替性或间歇性斜视(即双眼交替斜或有时候眼斜有时候不斜)则不引起弱视。

外斜视很容易被非专业人员发现,而没有斜视或只有轻微外斜视的弱视患儿则很难被家长或者儿科医生发现。只有通过眼科医生的仔细检查才能发现。

由于对不同眼部情况(如斜视与弱视)的误解,很多人被不正确地戴上"弱视"的帽子。如果要弄清楚弱视和斜视的区别,需要了解不同类型的弱视和斜视,以及对它们的诊断。所有这些都是本书将要介绍和讨论的问题。

3. 为什么会发生弱视

对危险因素的分析,为弱视的原因和处理提供了一个框架。几十年来,对于动物和人的研究显示,弱视是视觉经验异常所引起的视路发育不良的结果。虽然临床上把弱视分成好几种类型,但它们都有共同的视觉缺陷,如视力下降和异常的双眼视觉。各种弱视类型的视功能缺陷,主要发生在中心视力。

异常的视觉传入冲动是引起弱视的主要原因。发生弱视的常见原因如下:

(1)形觉剥夺:形觉剥夺(眼睛不能正常地看东西,如白内障的影响)是婴儿视力下降的最大危险,即使一只眼受影响,对视觉发育的影响也涉及双眼。

(2)斜视:斜视患儿,由于双眼视网膜黄斑中心凹同时接受到的影像不同,常常并发弱视,而且相互影响,互为因果。通常被眼科医生诊断为斜视的患儿中,50%有弱视。斜视可发生在出生后4~6个月。如果斜视发生在3岁以后,发生弱视的危险较小。

（3）屈光不正：屈光不正一般引起较轻的弱视，这种弱视比较容易治疗。

（4）出生体重低：对 2 759 例体重小于 1 251 克的婴儿的评价结果显示，出生 1 年后 10％患儿有斜视。斜视可以导致弱视。斜视的发病率随早产儿视网膜病变的严重程度而增加。在 46 个有 3 期早产儿视网膜病变的同年龄患儿中，斜视发病率高达 33％。斜视发病率的增加和出生时的低体重有关，但对早产儿视网膜病变和斜视增加的关系尚不清楚。出生体重低可增加弱视的发病率，说明正在发育的视路，对弱视有高度敏感性。

（5）其他：发育迟缓和运动障碍等神经损害的存在，也可增加发生弱视的危险。弱视发生的危险和遗传有关。环境因素，如母亲怀孕期间吸烟、饮酒和滥用药物等，都可增加发生弱视和斜视的危险。

4. 弱视可分为哪几种类型

作为临床上进行治疗的依据，根据病因通常将弱视分为以下几类：

（1）形觉剥夺性弱视。

（2）屈光不正性弱视。

（3）屈光参差性弱视。

（4）斜视性弱视。

（5）先天性弱视。

5. 什么是形觉剥夺性弱视

形觉剥夺性弱视，是视线受到阻挡，外界物体反射的光线进到眼内后，不能在视网膜形成清晰的影像，而发生的弱视（图 17）。这种阻挡可以发生在一只眼，也可发生在双眼。但是，阻挡只有发

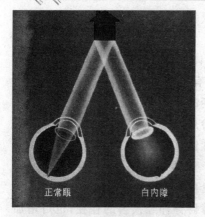

图 17　形觉剥夺性弱视示意图
（右眼先天性白内障）

正常眼　　　白内障

生在 6～8 岁以前,方可引起弱视。主要发生在婴幼儿视觉发育的关键期,即 3 岁以前。弱视的程度,取决于发生形觉剥夺的早晚和阻挡的持续时间。

形觉剥夺是婴儿视力下降的最大危险,先天性白内障是引起形觉剥夺性弱视的最常见原因。其他原因还有:外伤性白内障、角膜混浊、先天性上睑下垂、无晶状体眼、前房积血、玻璃体混浊、长期不加控制的遮盖（如遮盖治疗）、长期单侧的眼睑痉挛、长期单眼滴阿托品眼药水等。

6. 什么是屈光不正性弱视

屈光不正性弱视又称屈光类似性弱视,由双眼未矫正的大致相同的高度屈光不正所引起,是一种少见的弱视类型。因为双眼视网膜接受的都是模糊的影像,时间长了,使正常视路发育延缓。远视超过 5.00 屈光度,近视超过 8.00 屈光度,散光超过 2.50 屈光度是屈光不正性弱视的常见原因。

屈光不正性弱视患儿的视力丧失范围很广泛,从稍为低于正常视力(1.0)到 0.1。多数患儿最初的矫正视力可达到 0.4 或更好。

7. 什么是屈光参差性弱视

双眼屈光度差别较大称为屈光参差。双眼在主要子午线上有相差在 1 个屈光度以上的屈光不正,未及时矫正可引起屈光参差性弱视。双眼的屈光状态差别大,双眼视网膜上形成的影像大小不等,清晰程度有别,视皮质易于接受较为清晰的影像,而抑制来自屈光不正较重的那只眼传送来的模糊影像,破坏了正常视路发育,而导致弱视的发生(图18)。一般来说,屈光参差越重,弱视程度越严重。

双眼相差1屈光度,远视眼可以发生弱视,而近视眼通常不会发生弱视。近视眼发展到双眼相差3～4屈光度方可发生弱视。因为有近视眼的患儿看近处物体时用近视程度较重的眼,而看远处物体时用近视程度较轻的眼,直到近视程度超过3屈光度之前,双眼都能保持黄斑注视和较好的矫正视力。远视性屈光参差的患儿,看远距离和近距离的物体时,都用

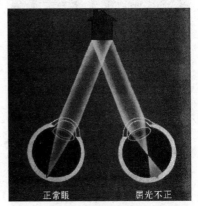

图18 屈光参差性弱视示意图
（右眼屈光不正－近视眼）

远视程度较轻的那只眼,远视程度较重的眼接受不到清晰的影像,因而发生弱视。

屈光参差性弱视患儿的视力下降范围很广,从稍为低于正常(1.0)到低于0.1。最好的平均矫正视力约为0.3。当屈光参差和斜视两种病因都存在时,平均视力约为0.2。

对屈光参差患儿的研究显示,弱视的发病率,4.00屈光度的远视性屈光参差和6.00屈光度的近视性屈光参差为100%;2.50屈光度的远视性屈光参差和4.00屈光度的近视性屈光参差为50%。

8. 什么是斜视性弱视

斜视性弱视,为最常见的弱视类型,6～8岁之前,发生在恒定

性单眼斜视的患儿。当注视眼聚焦在一个目标时,斜视眼注视空间的另外一点(图19)。

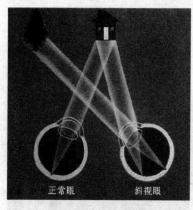

正常眼　　　　斜视眼

图19　斜视性弱视示意图
(右眼内斜视)

斜视患儿由于缺乏双眼黄斑注视,双眼接受的视觉影像不同,引起视觉混乱和复视。为了消除这种情况,视觉系统主动抑制来自斜眼的影像。抑制超过一定时间,引起视皮质的变化,导致斜眼视力的下降,而发生弱视。如果患儿采取交替注视的方式,尽管没有双眼单视功能,但双眼在不同时间都能接受聚焦良好的影像,从而避免弱视的发生。

斜视性弱视患儿,视力丧失的范围很广泛,从稍为低于1.0到低于0.1。最好的平均矫正视力约为0.3。当屈光参差和斜视同时存在时,平均矫正视力约为0.2。

9. 什么是先天性弱视

出生时发生的弱视,称为先天性弱视,发病机制尚不清楚。有学者推测,急产、难产、助产等,可引起新生儿视网膜黄斑部和(或)视路出血,从而影响视功能的正常发育而导致先天性弱视的发生。

有些资料在弱视分类中,使用器质性弱视和功能性弱视的分类。弱视发生在轻度视网膜或视神经结构性异常的基础上,称为器质性弱视。通常我们所说的弱视绝大多数为功能性弱视。对于器质性弱视的治疗,通常只能治疗功能性弱视的部分。

10. 有多少人患弱视

弱视的视力标准问题,在眼科界存在争议,标准不同可影响弱视的临床定义,进而影响对弱视发生率的评估。对弱视发生率的评估,很大程度上取决于标准和对观察人群的选择,如弱视的视力标准定为 0.7 则为 3.5%,而定为 0.5 则为 1.4%。文献报道,弱视的发病率,从健康儿童的 1.0%～3.5%,到有眼部问题儿童的4.0%～5.3%,在一般人群中为 2%。因此,弱视不仅是严重的眼部健康问题,而且也是重要的社会问题。研究显示,在成年人中,单眼视力丧失的第一位原因是弱视。而且,弱视患者有因其他原因使第二只眼失明的高度潜在危险。

绝大多数弱视患者,是屈光参差性弱视和斜视性弱视。屈光参差性弱视和斜视性弱视占所有弱视患者中的 90%。屈光不正性弱视非常罕见,只占所有屈光不正性弱视和屈光参差性弱视患者中的 1%～2%。形觉剥夺性弱视的发病率目前尚不清楚,但比较少见。

另有研究报告说,在学龄前儿童中,弱视的发病率每年为0.4%。如果发病率在这个时期之后为 2%,每年出生的健康婴儿中,估计有 2%～3%因弱视而丧失视力。

有资料显示,弱视是影响儿童视力的主要原因。在 100 个儿童中有 2～3 个受到弱视的影响。除非早期对弱视进行成功的治疗,否则弱视将延续到成年,而使视力永久丧失。

弱视的发病率没有种族和性别的差异,这些年来弱视的发病率也没有随着医学的进步和环境的改变而有明显变化。

11. 发生弱视的危险因素有哪些

在发生弱视的高危险期,即从出生数月到 7～8 岁,诱发弱视的危险因素如下：

(1)主要危险因素：①斜视。②明显屈光不正，特别是屈光参差。③形觉剥夺，单眼或双眼的视轴被阻挡。

(2)次要危险因素：①早产，早产婴儿弱视的发病率是正常婴儿的4倍。②出生体重低。③有早产儿视网膜病变。④脑瘫痪。⑤智力发育迟缓，伴有智力发育迟缓的早产儿的弱视发病率是健康足月产婴儿的6倍。⑥有屈光参差、斜视、弱视或先天性白内障的家族史。⑦母亲吸烟、饮酒、吸毒，可增加发生弱视和斜视的危险。

12. 儿童弱视有哪些临床特征

(1)弱视眼的视力下降。

(2)弱视患者的调节时间比正常人长。发现这种变化比较困难。

(3)弱视患者的光栅视敏度比国际标准视力表检查的结果好。

(4)斜视性弱视患者，看视力表上与斜视方向相同的视标，表现较好。例如，右眼内斜视的患者看视力表左侧的视标比看右侧视标的表现好。

(5)器质性弱视患者的弱视眼色觉不好。进行单眼色觉检查可以发现。

(6)弱视患者的对比敏感度下降。

(7)弱视患者视物有拥挤现象，如在看一行字时，这些字似乎挤在一块，不容易看清楚。拥挤现象是由于轮廓相互作用的敏感度增加所致。弱视患者能够看清一行视标中的第一个和最后一个视标，而看不清楚中间的视标。弱视患者用视力表检查视力有困难，但使用单一视标检查视力，结果就比较好。

(8)弱视眼的图形视觉诱发电位稍有异常。

(9)弱视患者眼球的运动和注视准确性较差且不稳定。屈光参差性弱视的患者，弱视眼注视不稳定，漂移较大，但漂移对称（鼻

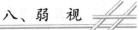

侧＝颞侧）。斜视性弱视患者,注视不稳定的特点是不对称,漂移倾向于鼻侧。这是因为大多数斜视性弱视患者为有旁中心注视（后述）的内斜视。

弱视患者还有异常的微小漂移和微小的快速扫描运动。快速扫描运动比正常人大,幅度和视力下降程度成比例。

(10)弱视患者定位功能不好,当用好眼注视一个目标时,他可以用手正确指向目标,当用弱视眼注视时,不能正确用手指向目标。即眼看的地方和手指的地方不一致。这种现象称为过指现象。

(11)觉察微小偏差的能力称为游标（轮廓）视敏度或超锐度。屈光参差性弱视患者和正常人的游标视敏度类似。而斜视性弱视患者表现为游标视敏度的丧失。这可能反映不同原因引起的弱视涉及的神经元不同。

(12)正常眼的视力随照明的亮度的增加而增加。功能性弱视患者的视力在较弱的亮度下反而有所改善。

(13)双眼对比,弱视眼的瞳孔反应较差。受到光刺激时,弱视眼的对光反应也较差。这种延缓可能是周边神经到外侧膝状体核某环节有障碍所致。

13. 什么是旁中心注视

双眼的视觉功能主要以视力来表示,通常检查的远、近视力,都是中心视力。中心视力反映黄斑中心凹的功能。中心凹的锥体细胞最密集,视觉最敏感。由中心凹向外锥体细胞明显减少,视觉敏感度急剧下降。正常人用双眼中心凹注视称为正常注视,稳定注视或中心注视。如果用视网膜任何其他部位注视,即为不稳定注视,异常注视,或"旁中心注视"。

不稳定注视,通常发生在视力下降的眼,出现幅度很小的运动（漂移或微小扫视）,用视镜很容易观察到。旁中心注视通常导致不稳定的注视。可能因为眼在不停地搜寻,以改善视网膜上的影像,或者因为患者不具备稳定的注视功能。

旁中心注视是一种单眼现象,发生在斜视患者。所有旁中心注视的斜视患者都有弱视。旁中心注视是斜视患儿对眼斜的一种适应,是用黄斑中心凹以外的视网膜注视时发生的一种现象。换句话说,斜眼不能使用黄斑中心凹注视,不得不用中心凹周围的视网膜注视,这就解释了为什么有旁中心注视的患儿都有弱视。反之,并不是所有弱视患者都有旁中心注视。

内斜视的旁中心注视点通常位于鼻侧视网膜,而外斜视的旁中心注视点通常位于颞侧视网膜。

14. 如何检查弱视患儿的旁中心注视

某些弱视患儿用弱视眼注视时,用视网膜黄斑中心凹以外的区域注视。盖住正常眼,用固定灯光在患儿眼前照射,要患儿注视灯光,有旁中心注视的患儿,光线的反射点将不在角膜中央。

用特殊的检眼镜,即在眼底镜上加注视目标,称为视镜的仪器,检查眼底可以确定是否有旁中心注视,以及旁中心注视的特点:位置、范围和稳定性。旁中心注视影响弱视的治疗和预后。

对旁中心注视的描述需要从多方面进行,如稳定性(稳定或不稳定),注视方向(鼻侧、颞侧、上方、下方),斜视的程度等。

用视镜可以检查旁中心注视的程度和性质。通常分为以下几种:

偏中心凹注视:注视点离黄斑中心凹2度以内。

旁中心凹注视:注视点离黄斑中心凹2~6度。

旁黄斑注视:注视点离黄斑中心凹6~10度。

周边黄斑注视:注视点离黄斑中心凹10度以外。

15. 弱视患儿有哪些症状

弱视通常发生在 6 岁以下的儿童。弱视患儿没有双眼单视或立体视觉,也就是说,没有把双眼影像融合成为一个影像的能力。单眼或双眼视力下降。阅读或看电视时斜视或闭上一只眼。看物体时,转头或头部倾斜。其他症状包括眼疲劳和头痛。

弱视通常发生在一只眼,如屈光参差性弱视和斜视性弱视。因为非弱视眼(好眼)有正常或较好的视力,所以患者可以没有任何症状。弱视的可怕之处,正在于患儿和家长都难以早期发现,以致延误治疗。多数弱视患儿是在上小学时,第一次进行视力检查时被发现的。此时开始治疗不算太晚,但效果较差,需要时间长,而且影响学习。斜视是一种明显的症状,容易为家长发现。一旦发现斜视,家长应该想到,可能合并弱视,应该尽快到眼科检查。

远视性屈光不正性弱视中的 27%,可能合并有早期影响学习的视觉技能缺陷。这种缺陷在 4 岁后进行屈光矫正的儿童,比 4 岁前进行屈光矫正的儿童高约 2 倍。

形觉剥夺性弱视,本身没有症状,但引起形觉剥夺的原因比较容易发现,如先天性白内障、严重角膜混浊等。

16. 为什么弱视要早期发现

早期发现小儿的视力和其他眼部异常非常重要,因为婴幼儿对影响视觉质量等导致弱视的因素非常的敏感,如屈光间质混浊(如先天性白内障)、未矫正的屈光不正、斜视等。对比之下,这些因素不引起年龄大的儿童和成年人产生不可逆的视力丧失,因为他们的视觉系统已经发育成熟。

视路的发育从出生到 10 岁左右,在这一期间,弱视是可以治愈的。如果在此期间,对弱视不进行治疗或者治疗不够充分,将导致终身视力丧失。弱视治疗只有针对引起婴幼儿弱视的因素,方能产生效果。只要早期发现,弱视是可以预防和治疗的儿童眼病。

17. 如何早期发现弱视

(1)为了及早发现和预防形觉剥夺性弱视,小儿出生时和出生后4~6周内,应该进行视力检查。在整个视觉发育的关键期,即从出生到6~8岁,要定期进行眼科检查。

(2)为了早期发现和预防屈光不正性弱视和斜视性弱视,应该在出生和1岁之内进行视力检查。从出生到4岁,屈光不正的变化较大,特别是有散光和屈光参差的儿童,起码每年要进行一次散瞳验光和眼部检查。

(3)单眼红光反射试验,可以发现屈光间质混浊。双眼红光反射试验可以发现屈光参差和斜视。这种检查从出生到儿童期均可使用,对于早期发现弱视有很大作用。

(4)任何年龄的儿童均可用角膜反光试验发现斜视,对于年龄较大的儿童用遮盖试验发现斜视更为准确。

(5)3岁和3岁以上的儿童,可用儿童视力表或国际标准视力表检查视力,以发现屈光不正和弱视。

(6)立体视觉测试是一种有效的补充检查方法,因为它可以检查是否有立体视觉,以及丧失立体视觉的程度。弱视患儿立体视觉不好,通过立体视觉检查可以发现弱视。

(7)对弱视合并的危险因素,进行照相筛查和自动验光仪检查是有用的辅助方法,年龄几乎不受限制。但是在目前情况下,还没有足够的证据显示,它们对弱视的筛查能够完全取代人工视力检查。

(8)有以下弱视危险因素的儿童,必须在6月龄前转给眼科医生进行眼部健康的全面评价:①早产(妊娠不足28周)。②出生体重少于1500克。③涉及中央神经系统的围生期并发症。

(9)有以下危险因素的儿童必须在 1.5 岁前,转给眼科医生检查:①神经疾患和(或)神经发育迟缓。②有弱视、斜视或者其他儿童眼病家族史。③合并精神发育迟缓,运动发育迟缓和(或)颅面部疾患遗传综合征者。

18. 如何对婴儿进行视力评估

视力是眼病的敏感指针,但对于新生儿和小于 6 个月的婴儿,视力检查的价值有限。然而,对于高危险的、没有症状的 6 个月大的婴儿,视力检查就非常重要。因此,视力评估就成为视力检查最重要的组成部分之一。对年幼儿童的定期检查特别重要,因为儿童不会主动反映自己的视力问题。

每一个参加婴幼儿视力检查的人,都应该知道各年龄组儿童正常视力变化的分界限。下面列出某些和年龄有关的视力表现,有助于发现儿童的视力问题。这不仅对检查视力的工作人员有帮助,对婴儿的家长也有帮助。但要牢记,并不是所有儿童的发育都完全一样,某些儿童到达转折点的年龄可能早些或晚些,需要综合分析。

(1)新生儿

①视力不好。

②眼睛遇亮光或被触摸时有眨眼反应。

③眼位不稳定,有时出现斜视。

④能够对眼前 20~30 厘米的物体盯着看。

(2)1 月龄

①能看别人的脸和黑白分明的图画。

②眼球能追踪随物体到左右两侧各离中线 60 度,上下各 30 度。

③在近处看父母的脸。

④开始有眼泪。

(3)2 月龄

①水平追踪可越过中线。

②追踪走动的大人到 1.8 米远。

③用眼光长时间和大人接触。

④对大人微笑的脸用微笑进行回应。

(4)3 月龄

①双眼和头部平滑追踪物体达 180 度弧。

②可注视自己的双手。

③注视手里拿的东西,说明开始有视觉—运动的协调。

(5)4～5 月龄

①开始伸手够东西,用手打挂着的物体。

②认识奶瓶。

③能在镜子里看自己。

④能看自己的手。

(6)5～7 月龄

①能分辨颜色,能看位于较远距离的物体。

②能捡起掉在地上的玩具。

③能转头去看另外一个物体。

④喜欢某种颜色。

⑤能够去摸自己在镜子里的影像。

(7)7～11 月龄

①能盯着小物体看。

②开始有深度觉。

(8)11～12 月龄

能注视快速移动的物体。

(9)12～14 月龄

①能够把各种形状的东西放入适当大小的洞里。

②开始对图画感兴趣。

③能辨认类似的物体和书上的图画,当被问及"……东西在哪里?"时,可以指出某件物体。

④用手指向或用手势表示某些物体或动作。

⑤在镜子里认识自己的脸。

(10)1.5~2 岁

①能够聚焦在远、近物体上。

②能用蜡笔或铅笔乱画,可以模仿地画出直线或圆圈。

③当被问及时,能够指出身体某一部分,如鼻子、头发、眼睛等。

(11)3 岁左右

①视力接近 1.0。

②能说出颜色的名字。

③能模仿画出各种形状。

(12)4~6 岁

①认识和背诵字母表。

②开始认字。

③具有完全的深度觉。

④能使用剪刀。

⑤能说出钞票和硬币的名字。

在视力检查中,如果不能用视力表检查婴儿和儿童的视力,可参考上述各项对视力进行评估。一旦怀疑视力有问题,就应该转给眼科医生,进行全面眼科检查。

19. 什么是红光反射检查

在视力评估中,红光反射检查用于 2 岁以下的婴儿。对于不能用视力表进行视力检查的婴儿、残疾儿、不合作儿童等,红光反射检查是发现眼病的非常敏感的方法。

为了获得生理性散瞳,最好在暗室内进行检查。如果黑暗引起受检婴儿的恐慌,也可在普通室内照明下进行。如果红光反射不好(如眼底色素多),可考虑散瞳。

不管在何种环境下,检眼镜是检查红光反射的最好工具,因为它能提供射入和射出的同轴光线。此外,眼底镜可以调节圆形光束的直径、亮度和颜色,以引起婴儿的注意。

检查时,把眼底镜的屈光度调整到0,白色光束的直径调节到最大。离受检婴儿大约30厘米远,吸引婴儿观看光束,检查者通过眼底镜同时观看双侧瞳孔,出现对称的、均匀一致的红光反射为正常。双眼红光反射不一样,红光反射消失,甚至于出现白光反射,或光反射不一致,出现局部缺损或黑点都说明有异常,必须把受检者转给眼科医生进行全面眼科检查。

其实,用闪光灯照相也是一种检查瞳孔红光反射的方法。照相时闪光灯突然发出强光,瞳孔还来不及收缩,照相已经完成。在暗室中对准面部照相,很容易出现瞳孔红光反射。

在平时照相时,如果婴幼儿出现双侧均匀一致的红眼,说明孩子没有严重的眼部问题。

红光反射异常可能有以下原因:

(1)视网膜母细胞瘤(非常重要和紧急)。

(2)角膜混浊。

(3)前房积血或前房积液。

(4)先天性白内障。

(5)玻璃体混浊。

(6)视网膜疾病。

20. 诊断弱视一定要散瞳验光吗

是的,只要怀疑儿童存在弱视,必须进行散瞳验光。对婴幼儿和儿童进行散瞳验光是为了诊断,也是为了治疗。儿童的调节力很强,在睫状肌没有充分麻痹(散瞳)的情况下,因为受到强烈调节能力的影响,验光结果肯定不准确。加上儿童不合作,甚至于抗拒,采取主观验光法(即为了达到最佳视力,根据受检者的反应更换镜片),验光结果很难准确。散瞳后可以采用客观验光法,检查者使用视网膜镜,根据视网膜反光,判断屈光的情况,完全不依靠儿童的反应和叙述。散瞳验光对屈光性弱视和斜视性弱视的诊断至关重要。而对所有弱视患儿,治疗的第一步都需要用眼镜或接触镜矫正屈光不正,使视力达到最好的程度,以减少弱视的发展。

很多家长对孩子散瞳验光有顾虑,怕瞳孔散大后回不来,长期怕光和影响视力等。实际上,只有极少数儿童可能对睫状肌麻痹药过敏引起一些麻烦外,其他顾虑都是多余的,因为不可能发生。现在有多种睫状肌麻痹药可供选择。如常用的环戊通,作用迅速,不良反应小,对于睫状肌的麻痹强度相当于阿托品眼药水。

21. 弱视的患儿为什么要进行眼底检查

所有视力不好,特别是弱视的患儿,都必须进行眼底检查。对于弱视患儿来说,要通过眼底检查,除外视神经和视网膜的器质性病变。用直接或间接检眼镜检查眼底的构造,包括视网膜的后极部。视神经发育不全,以及很多其他视网膜和视神经疾病,都可能是视力下降的原因。即使有视神经发育不良或异常,如果不足以完全解释视力下降,也可能存在弱视。

对儿童进行眼底检查,需要散大瞳孔。在散瞳验光后立即进行眼底检查,一举两得。对新生儿和婴幼儿进行眼底检查可能需要全身麻醉。

22. 还有其他诊断弱视的方法吗

诊断弱视的手段和方法,除上述的主要方法外,还有很多种。但并不是每一位患儿都要进行所有的检查。需要进行哪些检查,

由医生根据患儿的具体情况决定。用简单的方法可以确诊,就不必采用更复杂的方法。举例如下:

(1)立体视检查:有助于发现斜视性弱视。可以发现有很小角度的斜视患儿的融合缺陷。立体视觉检查可以用多种立体视觉检查图,也可用同视机(一种检查立体视觉的仪器)进行更为精确的检查。

(2)对比敏感度检查:斜视性和屈光参差性弱视眼,有明显的对比敏感度阈值的下降,特别对于较高空间频率,这种下降随弱视严重程度的增加而增加。这种检查比较复杂,需要使用特殊的图片或仪器。

(3)视觉诱发电位(VEP)和视网膜电流图(FRG)等电生理检查法:可以用于除外癔症和诈病;也可用于诊断引起视力下降的视神经和视网膜的后天疾病和先天异常;还可用 VEP 检查婴幼儿的视力。

(4)如果怀疑视力下降的原因为器质性的,而眼科检查正常,应该考虑可能有视网膜或神经系统的问题。进一步检查,包括视网膜荧光素血管造影、电子计算机断层扫描(CT 扫描)和磁共振成像(MRI)等特殊检查。

23. 诊断弱视的标准有哪些

对弱视的诊断采用除外法,即把视力下降的原因一个一个地排除在外。弱视的诊断是建立在单眼或双眼中心视力下降的基础上,所以首先要仔细检查和评估可能引起中心视力下降的眼部情况。没有发现眼部,特别是视网膜和视神经有器质性病变,应该考虑弱视存在的可能。诊断弱视的标准如下:

(1)诊断单眼弱视的标准

①两只眼的注视方向有区别(婴儿和不会说话的儿童)或用视力表检查,两只眼视力相差在 2 行或 2 行以上(会说话和会认字的

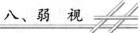

儿童)。某些弱视程度很轻,可能只有 1 行的差别。这种弱视的诊断比较困难,除上述异常外,可能合并有屈光参差或角度很小的斜视,需要仔细检查。

②视力下降不能用戴眼镜或接触镜的方法使其恢复到正常水平(1.0)。

③视力下降与眼球和视路的结构性异常无关。

(2)诊断双眼弱视的标准

①双眼的注视都在正常范围之外(婴儿和不会说话的儿童)或者双眼视力都比同龄儿童低(会说话或认字的儿童)。例如,3 岁低于 0.4,5 岁低于 0.5 等。

②视力下降不能用眼镜或接触镜矫正。

③视力下降与眼球和视路的结构性异常无关。

弱视的诊断由眼科专家进行,患儿家长很难进行正确判断。因为弱视患儿有一只眼的视力正常,及时发现十分困难。在儿童期,常规眼部检查是发现弱视的主要方法。在 6 岁前进行常规眼部检查,能够发现和预防弱视。最重要的诊断工具是特殊的视力测试,而不是眼科医生日常使用的标准视力表。当患儿被怀疑患弱视时,医生要对以下情况进行检查和评估:视力、眼位、眼球运动、融合力等。诊断过程通常包括以下几方面:询问病史、视力检查、外眼检查、散瞳验光、其他特殊检查等。

24. 根据视力下降的程度可将弱视分为几级

中华眼科学会全国儿童弱视斜视防治学组于 1996 年 4 月将弱视分为 3 级:

(1)轻度弱视:矫正视力为 0.8～0.6。

(2)中度弱视:矫正视力为 0.5～0.2。

(3)重度弱视:矫正视力等于或低于 0.1。

矫正视力,即戴眼镜或接触镜矫正屈光不正后的视力。

25. 弱视如果不进行治疗会有什么后果

弱视虽然不痛不痒,外观上看不出有毛病,生活也不受影响,但是,它的危害很大,如果小儿弱视不进行早期诊断和治疗,必将导致永久性视力丧失,而且伴有立体视觉的丧失。

(1)缺乏立体视觉:首先,弱视患儿没有双眼视,缺乏立体视和深度觉。小时候影响玩立体电子游戏,长大以后影响专业和职业的选择,如飞机驾驶员、建筑师、外科医生等。

(2)好眼存在潜在危险:弱视患者的非弱视眼(好眼),潜在视力丧失的危险比正常人大3倍。芬兰的一项研究发现,和正常视力的人比较,弱视患儿好眼视力完全丧失的危险程度非常高,在所有视力丧失的病例中,因为弱视引起眼外伤而失明的病例超过半数。必须记住,在40岁以下的年龄组中,弱视引起的视力丧失比外伤和眼病加在一起还要多。为了减少失明的可能性,必须治疗弱视。

26. 弱视为什么要在儿童年龄较小的时候治疗

儿童出生的头几年处于视觉系统发育的关键期。到了8～10岁,视觉系统已经发育成熟。如果弱视在8～10岁前不进行治疗,弱视眼的视力可能终身丧失。过了这个年龄,除个别人外,戴眼镜进行屈光矫正、遮盖疗法和其他任何治疗对弱视都难以奏效。

9～10岁以后,不管正常或异常,眼和脑之间的极为复杂的联系已经建立。如果建立的是异常关系,到目前为止还没有方法和技术重建正常的眼和脑之间的联系。

视路的发育从出生到6～8岁,婴儿期发育最快。传统观点认

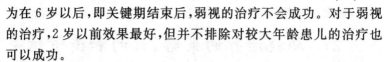

为在 6 岁以后,即关键期结束后,弱视的治疗不会成功。对于弱视的治疗,2 岁以前效果最好,但并不排除对较大年龄患儿的治疗也可以成功。

事实证明,对超过 6 岁的儿童进行积极治疗也有取得成功的先例。有一项研究,对比 6 岁前和 6 岁后的治疗效果,发现两组间没有统计学的差别。因此,虽然对弱视的治疗越早越好,2 岁以前最好,起码应该在 6 岁以前治疗。尽管 6 岁以后治疗效果差,也不应该放弃治疗,或许可以取得一些治疗效果,当然,花费的时间和金钱要多得多。

1977 年,Birnbaum 和 Koslowe 等认为,7~15 岁的弱视患儿治疗都可能取得成功。以视力 0.6 作为治疗目标,他们发现 7~15 岁年龄组的治疗的成功率和 7 岁前治疗组的治疗结果一样。如果以增加 4 行(标准视力表)为治疗目标,有人发现,甚至在 15 岁以后,成功率达到 41.9%。

因此,弱视儿童不管年龄多大,都应该进行试验治疗是可取的。但是,年龄越小治疗效果越好是不争的事实,绝对不能以孩子大了也能治疗为理由,延误孩子弱视的治疗。

弱视治疗和学外语有类似之处,因为视觉发育和语言发育都有关键期。如果儿童出生在说两种语言的家庭,比如父亲说英语,母亲说汉语,从出生起自然就学会了这两种语言。学外语最好从 1~2 岁开始,而对绝大多数家庭来说,事实上做不到。上小学后开始学外语,需要更多的努力和更长的时间。经验证明,开始学习外语最好不要晚于 6~7 岁。但和治疗弱视一样,不等于说 7 岁以后就学不会外语。学外语要早和弱视治疗要早的道理是一样的。

什么时候治疗最好,什么时候不再治疗,是弱视治疗时最常遇到的问题。回答是,每一个人都有治疗的机会,但年龄是一种限制,6 岁以前(特别是 2 岁前)治疗是最理想的,取得的结果比以后治疗好。到 6 岁以后,年龄就不再重要了,为了治疗弱视要尽一切

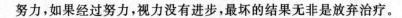

努力,如果经过努力,视力没有进步,最坏的结果无非是放弃治疗。

27. 弱视治疗的策略、目的和衡量结果的标准是什么

(1)针对弱视的主要病因进行治疗

①首先治疗引起弱视的原因,如先天性白内障应该手术摘除,上睑下垂应该手术矫正等。

②要矫正屈光不正,如屈光性弱视、屈光参差性弱视和斜视性弱视。

(2)治疗弱视的目的要明确和现实

①使弱视眼的视力增加到 0.5 或 0.5 以上,不可要求太高。

②增加就业的范围和机会。

③有助于保持双眼的正常眼位。

(3)衡量弱视治疗结果的主要标准

①患儿视力改善的程度。能够最大限度地改善患儿的视力者为好。

②治疗过程中不良反应的有无和大小。治疗过程中不发生不良反应或最大限度地减少不良反应者为好。

28. 弱视治疗的结果取决于哪些因素

一般来说,弱视治疗应该在 6 岁之前进行,越早治疗结果越好。因为视路的可塑性随着年龄的增长逐步减退,到 10 岁左右消失。弱视眼的治疗结果主要取决于以下因素:

(1)发现弱视的年龄。

(2)弱视的原因和严重程度。

(3)有无并发的眼病和全身疾病。

(4)发现弱视和开始治疗的时间间隔。

(5)患儿对治疗的顺应性。

(6)患儿的身体和发育情况。

(7)患儿的家庭环境、社会环境、心理素质和经济情况等。

29. 治疗弱视的一般原则是什么

(1)治疗弱视时,眼科医生为了最大限度地提高患者的视力,主要运用两种方法

①清除弱视眼视轴上的障碍和矫正屈光不正,使投射到视网膜上的影像尽可能的清晰。

②用遮盖法或压抑法暂时限制对侧非弱视眼(好眼)向视皮质发出的视觉冲动,强迫视皮质接受来自弱视眼的视觉冲动。治疗的目的是,使双眼的视力差别降低到视力表上的 1~2 行以内,建立双眼相等的正常注视模式。

(2)没有一种方法可以预测视力改善需要的治疗强度和持续时间。即使患儿的顺应性好,如果出现好眼的遮盖性弱视,而弱视眼的视力没有进一步改善,必须停止治疗,对诊断和治疗进行再评价。慎重考虑采用的遮盖水平是否有效,以及引起遮盖性弱视的危险有多大。一旦眼科医生确信,被治疗的儿童最好的视力已经达到,治疗应该逐步减少和停止。虽然弱视可以复发,但持续治疗到 10 岁,应该考虑停止治疗。如果需要维持治疗,应该选择适当的方法。维持治疗的方法是:部分时间遮盖、全部或部分时间的光学或药物压抑疗法。

(3)弱视治疗需要制定有效的治疗方法和计划,需要眼科医生、患儿、家长及其他有关人员的通力合作。解决视力、心理、社会、经济等各方面的问题。患儿的家长必须充分了解疾病的发展过程、治疗的基本原理和目的、治疗的好处和可能发生的并发症。只有家长大力支持和努力配合治疗计划,治疗才可能取得成功。

(4)治疗有很多困难,因为儿童不喜欢遮盖、戴眼镜、滴散瞳

药、使用弱视眼看东西等。每种方法都有其适应证和不良反应,医生必须把治疗计划告诉患儿和家长。推荐的治疗方法,应该基于患儿的视力、身体情况、社会环境、家庭情况和心理素质、潜在的危险和对病人的好处等。由于家长方面的原因,患儿可能不按时复诊,或者中止治疗,使治疗计划不能实现。写一份书面治疗指导,可能有助于家长协助完成治疗计划。只向家长口头简单地介绍治疗计划,就要他们照办是不切实际的。要医生为每一个患儿家长写一份治疗计划也是不切实际的,而本章对弱视的诊断和治疗进行比较全面的介绍,目的在于给弱视患儿的家长一份详细的"治疗计划",使家长能够配合医生的治疗。

30. 如何对弱视进行治疗

治疗弱视的方法很多,主要有以下几方面:

(1)首先要消除妨碍视觉的因素,如白内障、角膜混浊、上睑下垂等。

(2)在白内障被摘除后(通常在2个月龄前),对无晶状体眼要尽快进行屈光矫正。

(3)接着选择以下一种或多种方法治疗弱视

①屈光矫正。用眼镜或接触镜矫正屈光参差和屈光不正。

②被动疗法。包括遮盖疗法和压抑疗法。

③主动疗法。有很多主动训练方法,如手-眼协调的锻炼和训练。

(4)斜视矫正手术:通常在弱视好转后,进行斜视矫正术。在弱视矫正前进行手术的缺点是,眼不斜了,家长和患儿满足于美容上的效果而不再治疗。家长也可能以为眼不斜,视力也就好了。

(5)治疗的终点是双眼视力相同,自然形成交替注视或双眼单视。视力稳定以后,根据儿童弱视复发的倾向逐步减少遮盖。因为弱视的复发率很高,必须重视维持治疗。

31. 弱视的手术治疗

弱视本身不能用手术治疗,但引起弱视的病因可以用手术清除,进而达到治愈弱视的目的。白内障、上睑下垂等引起的形觉剥夺性弱视的患儿需要手术。在经过选择的病例,斜视手术对弱视的治疗有促进作用,但并不能取代对弱视本身的治疗。手术治疗的选择要考虑患儿的弱视特点和年龄,并且要得到家长的理解和同意。决定手术的主要因素是患儿的年龄,年龄越小,引起弱视的原因越需要早期手术。

治疗弱视的手术有:

(1)上睑下垂矫正和眼睑血管瘤切除术。

(2)角膜移植术和光学虹膜切除术。

(3)白内障手术。

(4)斜视手术。

(5)其他手术。

32. 如何治疗形觉剥夺性弱视

形觉剥夺性弱视,即使一只眼受影响,对视觉发育的影响也是双侧综合性的。严重白内障、未矫正的严重屈光不正,严重的角膜混浊等均可引起形觉剥夺。白内障和其他屈光间质混浊使光线弥散,影响清晰影像在视网膜上形成,而导致形觉剥夺性弱视的发生。如果混浊的屈光间质未能及时清除(如摘除白内障)或无晶状体眼未能及时矫正,弱视治疗就难以进行。

无晶状体眼即使用眼镜或接触镜进行光学矫正,也只能在固定距离上聚焦,还是存在屈光不正的问题。

有些患单眼或双眼白内障的婴幼儿,如及时手术摘除,随后马上进行屈光矫正和进行遮盖疗法,视力可以恢复得很好。得到这样好的结果可能有很多困难,例如,对新生儿进行视力检查的技术困难、家长缺乏及时治疗的必要知识、婴儿在摘除白内障前发生眼球震颤,或者延误白内障手术而导致弱视患儿拒绝遮盖等。

当视觉受到明显的物理性阻挡,如先天性白内障被早期诊断后,应该在婴儿出生 2 个月前由眼科医生把这种阻挡清除。对于双眼有物理性阻挡的病例,第二只眼的手术应该在第一只眼手术后 1~2 周内进行,以减少双眼受抑制的时间。在手术后 1 周内,任何明显的屈光不正都必须用接触镜或眼镜矫正。必要时可加部分时间遮盖(每天 2 小时)和视觉刺激疗法。

手术治疗后每 2~4 周观察视力和双眼视觉发育 1 次,持续 1年。1 年后屈光矫正满意,角膜在生理学上正常,视力改善和稳定,病人可每半年复诊 1 次。

1 岁以上患儿,被发现视轴有物理性的阻挡,是先天性,还是后天性,的确存在诊断问题。这种病例通常视力预后不好。开始治疗或手术前,进行电生理检查对判断预后有一定帮助。

33. 如何治疗屈光性弱视

治疗屈光性弱视的第一步,是用眼镜或接触镜充分矫正屈光不正。4~6 周后医生应该对视力和屈光情况进行再次评价。如果需要,调整对屈光的矫正程度,确保弱视眼的充分矫正。此后,每 4~6 个月检查一次视力的改善情况。在屈光矫正 1~2 年后,患儿未必能够达到最好的视力。鉴于这些患儿常常伴有严重的调节能力不足,为此可以进行主动视觉治疗,如调节训练。10~15次的门诊治疗,加上每天 15~20 分钟家庭视觉治疗,可能会改善单眼视功能和达到稳定的双眼视觉。如果不能进行家庭治疗,需要增加门诊治疗的次数。

34. 如何治疗屈光参差性弱视

(1)治疗屈光参差性弱视的第一步,是用眼镜或接触镜完全矫正屈光不正。对于近视性屈光参差性弱视患儿,选择接触镜矫正屈光不正的优点较多。少数患儿,特别是年龄较大的患儿,开始时可能不能接受屈光参差的全部矫正。为保证患儿可以接受和避免复视,在某些病例,可以适当减少矫正的程度。

(2)因为这些患者常常有部分双眼视觉,持续遮盖可能诱发斜视和融合力的丧失,所以不能进行高百分比或全时间的遮盖。应该选择低百分比或部分时间的直接遮盖(遮盖非弱视眼)。

(3)在采取增强手眼协调和双眼视觉功能的训练情况下,每天遮盖2～6小时就够了。视力改善后继续治疗6～8周。

(4)对于6岁以下儿童,开始的治疗是戴眼镜或接触镜矫正屈光不正4～6周,在对屈光和视力改善情况进行再评价后,决定是否附加其他治疗。对年龄较大儿童和对单独屈光矫正反应不好的年龄较小的儿童,可进行部分时间的直接遮盖和主动视觉治疗。

35. 如何治疗斜视性弱视

(1)治疗斜视性弱视的第一步,是用眼镜或接触镜完全矫正屈光不正。对于某些患儿,考虑到双眼视觉和患儿的接受能力,对矫正程度可作调整。很少单独使用矫正屈光不正来改善视力。

(2)对于斜视性弱视的患者的治疗,必须考虑旁中心注视的问题。如果患者有旁中心注视,需要遮盖弱视眼或采用其他方法先消除旁中心注视点。5岁以下儿童,有中心注视或旁中心注视的斜视性弱视,应该进行全时间的遮盖,根据视力变化,决定是否加其他治疗。对于有旁中心注视的5岁以上儿童,需要加其他治疗。遮盖4～6周视力没有进步,可加主动视觉治疗。主动视觉治疗包

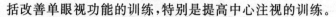

括改善单眼视功能的训练,特别是提高中心注视的训练。

(3)有正常视网膜对应的患者,可选择直接遮盖(遮盖非弱视眼)。恒定性斜视患者使用全部时间遮盖,间歇性斜视患者用部分时间遮盖。对全时间遮盖患者,要注意视力的变化,如弱视眼视力是否增加,非弱视眼视力是否下降。当非弱视眼的视力下降时,应该考虑反向遮盖,即遮盖弱视眼,以避免引起好眼的遮盖性弱视。在通常情况下,弱视眼和非弱视眼的遮盖比例为:1～2 岁患儿为 3：1 天;2～3 岁患儿为 6：1 天。4 岁以上患儿已经可以用视力表检查双眼视力,根据视力变化决定遮盖比例。

(4)如果斜视性弱视患儿的双眼视觉预后不好,医生应该把减轻弱视作为治疗的主要目的,以避免产生复视。因为评价弱视预后的因素非常复杂,当双眼视觉的预后难以预测时,医生也必须把减轻弱视作为治疗的目的。对于建立双眼单视有很好预后的患儿,医生应该把治疗目标定在达到更好的视力上。

(5)仅用屈光矫正和遮盖疗法持续治疗 6～12 个月,起先 3～4 个月的遮盖效果最好。附加主动视觉治疗可缩短治疗时间约 50%。视力改善后持续治疗 6～8 周。

36. 弱视患儿为什么要进行屈光矫正

除形觉剥夺性弱视治疗的第一步是手术消除视轴上的障碍之外,其他类型弱视患儿治疗的第一步是散瞳验光。根据屈光不正的类型和程度,以及弱视的原因和类型,按照患儿的年龄、屈光不正的情况、神经状况进行适当的屈光矫正。戴矫正眼镜后,再进行遮盖疗法。弱视患儿的散瞳验光应该作为弱视治疗的一部分,应该在大医院眼科进行,不要到一般眼镜店验光。

(1)一般来说,弱视病例需要进行充分的屈光矫正,特别是屈光性弱视和斜视性弱视。对于弱视眼,要尽可能地进行准确的屈光矫正。

(2)对于调节性内斜视伴有弱视的患儿,验光时必须充分麻痹睫状肌,根据验光结果给足度数。对于其他类型弱视患儿,可以少给正镜片的度数,因为弱视眼的调节幅度通常会下降。

(3)对有屈光参差而没有斜视的弱视患儿,单独用眼镜矫正屈光不正,对治疗来说可能就够了。在复诊时应根据弱视眼视力改善的情况,再决定是否加上遮盖或压抑疗法。

(4)用接触镜还是用眼镜进行屈光矫正,在眼科界存在争议。实际上两者各有优缺点。接触镜的优点:一是可以减少屈光参差性弱视患儿双眼视网膜上的影像不等大问题;二是美容效果好,不影响患儿的外观。缺点:一是戴上和取下及日常维护比较麻烦;二是对眼部的刺激和并发症多。眼镜的优点很多,如经济适用,不损伤眼球,比较安全。在矫正双眼视觉异常方面比较灵活,可采用双焦点、多焦点、加三棱镜等。缺点:重量较大,容易下滑和倾斜,周边厚而有三棱镜作用,看东西的视野受限制,向周边看容易变形,冷天镜片出现雾气等。

37. 什么是被动疗法

被动疗法主要是指遮盖疗法。遮盖疗法作为治疗弱视的基石,已有200多年的历史。遮盖的基本原理,是遮盖视力较好的眼(即非弱视眼、优势眼或好眼),强迫患儿用弱视眼看东西,消除双眼竞争中,好眼对弱视眼的抑制,提高弱视眼的视力和注视能力。在消除旁中心注视方面,遮盖也起到重要作用。遮盖时要使好眼视力下降到足够的程度方能奏效。

遮盖疗法能够使婴儿和年幼儿童的视力迅速提高。多数病例在开始治疗时,应该使用完全遮盖,如不透明的粘贴式遮盖,因为它能确保遮盖彻底。动物实验证实,不透明遮盖能够最大程度的阻断好眼向视皮质传送的神经信号,解除视皮质对弱视眼的抑制。

38. 遮盖疗法的持续时间和遮盖强度

儿童年龄越小,对遮盖疗法的反应越快,效果越好。停止遮盖治疗前,必须通过一系列的检查和评估,确认弱视已经消失,停止遮盖才是安全的。但是,对视力的密切观察应该持续到视觉系统发育成熟,即到 10 岁左右。其后可能需要维持治疗和间隔较长时间的观察。

弱视治疗的成功在很大程度上取决于患儿的顺应性。医生只能制定治疗计划,不可能监督患儿进行治疗。实际上,主要治疗者是家长,因此,家长需要知道治疗计划、治疗方法、治疗时间和治疗效果,以及对弱视的自然过程、弱视对儿童的影响,视力的变化等的详细了解,对于孩子的治疗非常重要。家长对治疗要点和计划的了解和同意,在弱视治疗中是必不可少的。

在眼科医生、验光师等的努力下,弱视治疗没有取得预期效果,和家长全面讨论后,经家长同意,不得不中断治疗。

偶尔,遮盖治疗可引起被遮盖的好眼变成弱视眼,而本来的弱视眼变成视力好的注视眼。这种情况容易出现在小于 2 岁的幼儿。

39. 有哪些遮盖眼睛的方法

在不同情况下,医生们应用过各种各样的遮盖方法。但是,没有一种方法是万能的,一种方法被一些医生认为无效,可能另外一些医生正在使用。常用的遮盖方法如下:

(1)从遮盖的眼区分:①直接遮盖:遮盖非弱视眼。②间接遮盖:遮盖弱视眼。

(2)根据遮盖的强度分:①部分遮盖:使影像模糊或弥散,但允许弥散的光线进入眼内。②完全遮盖:即不透明遮盖,使任何光线都不能进入眼内。

(3)从遮盖时间上分：①高百分比遮盖：遮盖时间占患儿活动时间的 70％～100％。②低百分比遮盖：遮盖时间占患儿活动时间的 70％以下。

40. 部分遮盖和完全遮盖

(1)部分遮盖：部分遮盖法使进入遮盖眼的影像模糊或弥散，而不阻挡全部光线进入眼内。部分遮盖的方法有：

①胶带。在非弱视眼前的眼镜片上贴胶带，使影像模糊，但弥散的光线可进入被遮盖的眼。这种方法在美容上容易被患者接受，而且非常经济。还有一种商品化的专门贴眼镜片的粘贴膜，被称为 cling patch，标明可以使视力下降到什么程度，医生可根据弱视眼视力进步的程度建议患儿选择使用。

②交叉偏振光镜。剪裁自偏振光材料，放在镜片的前面，其作用类似无色的滤光片。但通过旋转可调节进入眼内的光量。其优点是可以根据弱视眼视力进步的程度，调节被遮盖的非弱视眼的光进入量。随着弱视眼的视力逐步提高，相应减少对非弱视眼的遮盖强度。

③磨砂眼镜片。磨砂镜片的作用和在镜片上贴胶带的原理一样。可以长期使用，但成本较高。

④特殊接触镜。在配戴的接触镜上，额外加上较高度数的正球镜或负球镜片，使视物模糊。因为不影响美容，较易为患者所接受。但对于年幼儿童，需要家长帮助维护、消毒、戴上和取下，比较麻烦，而且有损伤角膜的危险。使用这种方法花费较大。

(2)完全遮盖：完全遮盖是指遮盖后光线完全不能进入眼内。完全遮盖的方法有：

①粘贴式遮眼垫。这种遮眼垫类似一个大的创可贴，直接贴在眼周围的皮肤上，密不透光地盖在眼前。避免偷看是它的优点，

特别适用于婴幼儿。缺点是可能引起皮肤过敏。

②海盗式遮眼罩。眼罩用三层黑布做成,盖住好眼,用两根松紧带固定在头部。这种遮盖方式常见于早期好莱坞海盗片里的海盗造型,故称为海盗式遮盖。这种眼罩便宜、耐用,但戴起来比较麻烦。虽然有些年轻人喜欢用,但容易被掀开偷看,目前已不推荐使用。

③夹在眼镜框上的遮光片。遮光片用塑料做成,有特殊的夹子,夹在眼镜框上,使遮光片正好挡在遮盖眼的镜片前。国内多用编织物做成的遮光套,可以固定在眼镜片上,遮挡光线。

41. 什么是高百分比和低百分比遮盖

(1)高百分比遮盖:遮盖时间占患儿活动时间的 70%～100%。这种遮盖非常有效,但要增加复诊的次数,防止好眼发生遮盖性弱视。如果 3 次复诊后视力没有明显改善,应该考虑诊断是否有误。最好再次散瞳验光和检查眼底,确定患儿所戴眼镜是否度数合适,以及是否有视神经或黄斑病变。必要时请眼底病专家和其他有关专家会诊。如果没有发现任何器质性病变,3 次复诊后视力进步在 2 行(视力表)以内,不能保持正常注视,可以再遮盖一段时间。如果视力仍然无改善,治疗医生和家长将面对是否放弃遮盖的困难选择。

(2)低百分比遮盖:遮盖时间占患儿活动时间的 70% 以下,对于婴幼儿可能有效。优点是减少好眼发生遮盖性弱视的危险性。即使对改善视力无效,但对患儿适应遮盖可能有帮助,在低百分比遮盖 1 周或 1 周后逐步增加遮盖的百分比。

42. 如何安排遮盖日程

遮盖的方式、方法、日程的安排,要根据弱视的类型和严重程度进行选择。研究显示,屈光参差性弱视的治疗比斜视性弱视困难。因此,对这两种弱视的遮盖和治疗模式略有不同。对于各种年龄的斜视性弱视的患儿,首先考虑旁中心注视的问题。如果有旁中心注视,可能需要遮盖弱视眼,以促使患儿使用中心注视。对于屈光参差性弱视,不能用高百分比遮盖,因为这些患儿常常有部分双眼视觉,持续遮盖可能使已有的融合功能丧失,加重斜视。

遮盖的持续时间,取决于患儿的年龄。学龄儿童遮盖持续时间太长,可能使非弱视眼的视力下降,产生遮盖性弱视。

有多种多样的遮盖日程安排,以下仅举几个例子:

(1)Scott 提倡的方法:在复查前,根据年龄完全遮盖(100％遮盖)1～4 周(1 岁遮盖 1 周,2 岁遮盖 2 周,以此类推,但最多遮盖 4 周)。如果视力没有改善,接着根据年龄增加 3 倍遮盖时间,即 1 岁遮盖 3 周,2 岁遮盖 6 周,以此类推,但最多 12 周,然后改为 50％遮盖。如果视力有改善,保持 50％的遮盖,然后逐渐减少遮盖的百分比。

(2)Watson 等提倡的方法:每天只遮盖 20 分钟,同时使用弱视眼进行严格要求的视力和手眼协调的活动。比较适合年龄较大,能够合作的儿童。

(3)von Noorden 提倡的方法:1 岁儿童采用 3∶1 的遮盖方式,即遮盖好眼 3 天,再遮盖弱视眼 1 天,如此反复多次。2 岁儿童采用 4∶1 的遮盖方式。3～4 岁儿童适当延长遮盖好眼的时间。

不管采用什么样的遮盖日程安排,都应该由有经验的医生,根据患儿年龄和视力变化的情况作出决定,家长不宜自作主张。

43. 遮盖疗法有哪些不良反应

(1)发生遮盖性弱视:不加选择的遮盖,或遮盖时对视力变化的监控不及时、不仔细,可导致好眼(非弱视眼)发生遮盖性弱视。

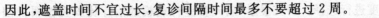

因此,遮盖时间不宜过长,复诊间隔时间最多不要超过2周。

(2)发生斜视或使斜视加重:有些远视性屈光不正性弱视患儿,本来没有斜视,或者仅有间歇性内斜视,遮盖治疗后出现恒定性内斜视。出现这种情况应该停止遮盖一段时间,等斜视消除后再遮盖。通常没有严重后果,也不影响弱视治疗。

(3)发生复视:常出现在斜视性弱视的患儿。遮盖后弱视眼视力提高,原来受到抑制的来自弱视眼的影像消除了抑制,打开遮盖后出现复视。

(4)顺应性下降:为了学习和完成需要视力的其他活动,遮盖使患儿的顺应性下降。可能出现拒绝遮盖或者阳奉阴违,家长看见时遮盖,背着家长就不遮盖的情况。

(5)其他:可影响美容,粘贴型的遮盖可能引起皮肤过敏,儿童进行遮盖时发生意外危险的几率增加等。

在进行遮盖疗法前,家长必须了解这些不良反应和潜在的危险。为了防止不良反应的发生,应该加强对遮盖儿童的监护,以避免外伤和其他事故的发生。遮盖期间儿童不宜进行危险的活动,如果一定要进行这些活动(如骑自行车或打球),可以暂时除去遮盖,活动结束后马上再盖上。

44. 遮盖导致斜视或复视怎么办

患屈光参差性弱视的儿童,特别是远视性的,在遮盖治疗时会发生内斜视或使已经存在的斜视程度加重或出现频率增加。这种并发症的发生,涉及对融合能力的破坏和(或)注视优先的转换。患远视性屈光参差性弱视的儿童,遮盖诱导内斜视发生的危险较大。如果发生斜视和(或)复视,眼科医生要确保儿童戴的眼镜是在充分睫状肌麻痹情况下验光配制的,必要时戴双焦点眼镜,同时减少或停止遮盖,或者开始用睫状肌麻痹药进行压抑疗法。在某些病例可能需要进行斜视矫正手术。

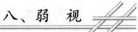

　　这种情况预示将可能形成双眼单视,是好的征兆。有的医生主张,只要好眼视力不下降,就可以继续遮盖。到弱视眼的视力恢复后,再矫正斜视,通过视觉治疗,恢复或建立双眼单视功能后,复视自然消失。

45. 非弱视眼遮盖后视力下降怎么办

　　这种并发症并不多见,如果发生可暂时停止遮盖,密切追踪观察视力的变化,以确保遮盖性弱视的恢复。在停止遮盖后,多数遮盖性弱视引起的视力下降迅速恢复,有时需要短期的"反向遮盖",也就是遮盖弱视眼,迫使视力下降的非弱视眼看东西,根据非弱视眼视力下降的程度决定遮盖的强度。

46. 什么是压抑疗法

　　压抑疗法是用睫状肌麻痹药或特殊的镜片使非弱视眼(好眼)不能正常聚焦而视物模糊,迫使弱视眼看东西的一种治疗方法。其治疗原理和遮盖疗法一样,有人把压抑疗法分类在部分遮盖疗法内。适用于拒绝遮盖和顺应性不好的儿童、中度和轻度弱视患者,以及弱视患儿的维持治疗。

　　压抑治疗的优点是:不影响美容,不会引起遮盖性弱视,有助于双眼单视的建立和容易为患儿接受。缺点是花费较大,治疗时间较长,可能引起药物过敏和毒性反应。

　　压抑疗法基本上分为两类,可以单独使用也可以联合使用。

　　(1)药物压抑疗法:每天在非弱视眼滴入阿托品眼药水1~2次。阿托品麻痹睫状肌,使瞳孔散大,视物模糊。对于正视眼或近视眼可产生2~3屈光度的视近模糊。该法的缺点是引起患儿畏光和可能出现药物过敏反应。

　　最近研究发现,在非弱视眼,每天滴1次阿托品眼药水,持续

6个月,治疗效果和遮盖一样好。常用的弱视的治疗方法,是遮盖非弱视眼几周到数月,如果能够用滴阿托品眼药水代替遮盖,多了一种治疗弱视的选择。药物压抑疗法的优点是每天滴1次眼药水就行了,简单和方便,家长对孩子的治疗容易控制。

2002年3月,在一项高选择性随机对比研究中,把视力0.5～0.2,年龄3～7岁的弱视儿童分成两组:215个弱视儿童进行遮盖,204个儿童滴阿托品眼药水。结果发现,接受遮盖治疗的患儿中,79%治疗成功;而接受阿托品治疗的患儿中,74%治疗成功。这种差别在临床上没有意义。虽然研究发现,遮盖组的患儿视力改善的速度较快,但在6个月的治疗中,和阿托品治疗组的差别不明显而没有临床意义。

结论:用阿托品进行压抑疗法超过6个月,视力改善程度与遮盖疗法类似。遮盖组和压抑组的患儿,每天都在遮盖非弱视眼的情况下,花费1小时做需要手眼协调的近距离工作。

压抑疗法必须使非弱视眼的视力下降到比弱视眼差才有效果。弱视应该是轻度的,视力在0.2以上。

1岁以下儿童滴阿托品眼药水要特别注意,因为可能发生全身不良反应和诱发非弱视眼的视力下降。

对于学龄儿童,可在下学以后和周末使用作用时间短的环戊通,每天滴1～2次,可以避免上学时的阅读困难。为了治疗成功,必须使环戊通将非弱视眼的视力下降到比弱视眼差,迫使儿童改用弱视眼注视。如果弱视严重,滴环戊通后儿童继续使用好眼或不通过眼镜看东西,必须改用遮盖疗法。

家长必须了解,睫状肌麻痹药可能引起的不良反应,而且要把眼药放在儿童够不到的地方。用暂时压迫鼻泪管或马上擦去多余眼药水的办法,可以减少药物的全身吸收。眼膏的全身吸收比眼药水慢(但只有阿托品有眼膏)。

(2)光学压抑疗法:对于戴眼镜的儿童,为了使非弱视眼(好眼)的视物模糊,可以改变镜片的度数,如增加额外的正镜片或负镜片的度数、在镜片上贴不透明纸和(或)使用专门用于治疗弱视的各种不同透明度的滤光片。这些方法被称为光学压抑疗法。有的医生给患儿配两副眼镜以达到部分时间压抑的目的。

对于压抑疗法的治疗效果目前正在进行研究,以确定阿托品压抑治疗的成功率是否和遮盖治疗的成功率相等。该试验结果有助于了解阿托品在弱视治疗上的确切作用。

对于轻度到中度弱视患儿,出现遮盖性眼球震颤、遮盖失败,或需要维持治疗,压抑疗法特别有用。

47. 什么是弱视治愈的标准

(1)无效:视力没有进步或仅仅提高1行(标准视力表)。

(2)进步:视力提高2行或2行以上。

(3)基本治愈:视力恢复到≥0.9,具有双眼单视功能。

(4)治愈:视力恢复正常后,经过3年的追踪观察,视力不再下降。

48. 弱视治疗后为什么要复诊

弱视在治疗后,很多儿童视力再次下降,所以必须在门诊复诊。Levartovsky 等的研究显示,1.75屈光度以上的屈光参差性弱视的儿童遮盖治疗后,75%的患儿视力下降。其他研究发现,弱视首次治疗后3年,高达53%的患者再次视力下降。

弱视治疗后一定要复诊,复诊的目的是了解患儿对治疗的反应和诊断是否正确。复诊时要对以下几方面问题进行检查和评价:

(1)患儿遮盖和(或)戴眼镜的时间是否达到要求。

(2)遮盖后有无不良反应,如皮肤刺激、眼红、脸红、心理问题等。

（3）检查每只眼的视力和注视情况。

（4）检查眼位。

（5）散瞳验光，根据需要，4～6个月一次，至少每年验光一次。

（6）如果视力没有改善，根据临床发现，进行其他检查，如检查视神经乳头和视觉功能等。

（7）评价儿童对检查的合作水平。

由于遗传的差异，儿童对检查的反应不一样，视力检查常常需要重复，以确定进步或退步。在整个治疗过程中，检查条件和环境保持一致比较理想。

49. 如何预防弱视

笔者反复强调，视路的发育从出生持续到10岁左右，在此期间对弱视的治疗有效。如果在此期间不进行治疗或治疗不充分，弱视将引起永久性视力丧失，导致终身失明的悲剧。虽然有少数研究报告称，到成年阶段治疗弱视，视力也有进步，但大多数弱视患儿在视觉系统成熟以后再进行治疗，视力将不会有明显改善。因此，预防弱视的关键是早期发现。早期发现小儿眼部的异常特别重要，因为婴幼儿对于形觉剥夺（如先天性白内障），未矫正的屈光不正，斜视等视觉影像的情况所致的中心视力丧失非常敏感。

预防弱视的主要方法如下：

（1）进行视力筛查：研究显示，视力筛查是早期发现弱视的最好方法，而且方法不复杂、技术要求不高和花费较少。

（2）预防外伤后弱视的发生

①小儿眼外伤后有发生遮盖性弱视的危险，常见原因：眼睑肿胀、前房积血、眼垫遮盖、玻璃体积血、外伤性白内障等。

②弱视常和结构性异常引起的视力下降重叠，治疗眼外伤儿童时，要充分考虑两者同时存在的可能性。

③要密切观察儿童眼外伤后的视力变化,特别是 6 岁以下和不会说话的儿童。

④如果受伤眼出现视力下降,应该及时考虑使用遮盖疗法。

50. 如何保护弱视儿童的眼睛

(1)弱视儿童有一只眼的视力不好,因外伤或其他疾病导致好眼视力丧失的危险,估计为千分之一,比双眼视力正常的儿童高得多。儿童和青少年身体发育不成熟,玩耍时常常不顾危险,喜欢冒险,容易受伤。家长必须高度重视弱视儿童的眼睛保护,特别对非弱视眼(好眼)的保护。

(2)弱视儿童在活动时应该戴保护眼镜,包括不需要戴矫正屈光不正眼镜的儿童。

(3)弱视儿童最好全天都戴保护眼镜,如果不能全天戴,在进行多数球类运动和有身体接触的运动时一定要戴,如拳击、摔跤、武术等。进行高度危险动作的运动时,最好加上头面部的保护。

(4)儿童眼镜必须使用坚固的眼镜框和聚碳酸酯镜片。

(5)禁止弱视儿童玩有危险的玩具和物品:发射子弹的玩具枪、弓箭、飞镖、爆竹(特别是二踢脚)。

(6)很多正常的学校活动和娱乐也有发生眼外伤的危险,如铅笔、剪刀、手杖等。家长对于弱视儿童的日常活动要加强监护。

(7)戴接触镜的弱视儿童,要特别注意卫生,避免发生角膜感染的危险。

九、儿童斜视

1. 什么是儿童斜视

双眼的注视方向不一致,不能同时看一个目标,当一只眼向前注视时,对侧眼恒定地或间歇地向内、向外、向上或向下看,这种眼部的表现被称为斜视。换句话说,儿童斜视是指儿童视轴明显偏斜,这种偏斜不能为融合功能所克服,患儿没有双眼单视功能(图20)。斜视俗称为"斜眼""对眼""斗鸡眼""翻白眼"等。

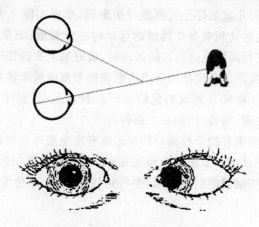

图20　斜视示意图(左眼内斜视)

斜视使双眼不能协调一致地共同工作,妨碍正常视觉系统的发育。当双眼不能同时看一个目标时,两个眼球分别接受的影像传送到大脑时,由于差别太大不能融合为一,而没有立体视觉。如果不及时治疗,大脑将抑制斜视眼传送来的影像,而导致斜眼的弱视。

2. 斜视的发病率是多少

据估计,在一般人群中斜视发病率为 2%～5%,在学龄儿童中为 3%～5%。若干临床研究发现,在儿童中,内斜视的发病率比外斜视高 3 倍。

天津的调查资料显示,儿童群体中的斜视发病率为 1.3%,其中共同性斜视占 80%以上。

3. 斜视如何分类

(1)按发病的原因:分为共同性斜视、麻痹性斜视和限制性斜视。

(2)按偏斜的方向:分为内斜视、外斜视、上斜视、下斜视(图 21)。

(3)按偏斜的时间:分为间歇性和恒定性斜视、周期性和时间性斜视。

(4)按发病的时间:分为先天性斜视和后天性斜视。

(5)按注视眼是否转换:分为单侧性斜视和交替性斜视。

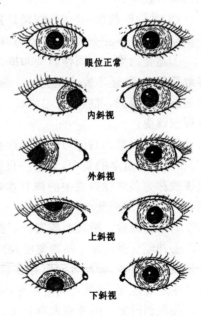

眼位正常

内斜视

外斜视

上斜视

下斜视

图 21 按偏斜方向分类的各类斜视示意图(左眼为注视眼)

4. 斜视的主要发病原因

(1)限制性斜视:眼球被卡住,不能向一个或几个方向移动。如眼眶骨折,眼球下方组织被卡在骨折缝中。

(2)麻痹性斜视:眼球的位置和运动受 6 条眼外肌的控制,这些肌肉受相应的神经支配。由于支配眼外肌的神经或肌肉本身出现器质性病变,引起一条或多条眼外肌的完全或部分麻痹而导致的斜视,称为麻痹性斜视,可发生在任何年龄。例如,外展神经(第Ⅵ对脑神经)麻痹,引起内斜视。常见儿童眼外肌麻痹的原因有:脑肿瘤、大脑性瘫痪、唐氏综合征、脑积水,以及其他影响控制眼外肌的神经疾病。

(3)共同性斜视:共同性斜视是最常见的斜视类型,但是,发病的确切原因并不完全清楚,可能与以下因素有关:

①遗传因素。共同性斜视和遗传有关,遗传模式非常复杂,对多数病例来说,还不完全清楚。一般来说,大约 30% 的斜视患者有患斜视的亲戚,可能为兄弟姐妹、父母或子女。但多数病例没有斜视家族史。

②调节因素。高度和中度的远视眼,看东西时需要过多的调节,相应出现过多的集中,导致一只眼向内转,形成内斜视。这种斜视被称为共同性斜视中的调节性斜视,是儿童斜视最常见的原因,为本章介绍的重点。

③融合因素。融合功能发育不良,不能保持正常眼位。

④神经反射因素。眼球集中和外展的平衡受到破坏。如集中过强或外展过弱,或两者同时存在,可以起内斜视。反之,如集中过弱或外展过强,或两者同时存在,可以起外斜视。

⑤解剖因素。眼外肌发育异常。

(4)其他:任何原因引起一只眼的视力丧失,该眼将逐渐向外斜,称为失用性外斜视。罕见情况下,白内障或严重眼病(如肿瘤)

也可引起斜视。

5. 共同性斜视有哪些特点

(1)向任何方向注视,斜视角度都不发生变化。

(2)用左眼或右眼注视,斜视的偏斜角都一样。

(3)看东西时,不出现歪头等代偿头位。

(4)虽然双眼不能同时注视同一物体,但看东西不出现复视。因为视中枢抑制斜视眼传送来的影像。

6. 麻痹性斜视有哪些特点

(1)麻痹性斜视的发生,是由于支配眼外肌的神经或肌肉本身的器质性病变所致。可能一条眼外肌受累,也可能多条眼外肌受累。眼外肌可能完全麻痹,也可能部分麻痹。

(2)眼球向麻痹肌作用方向的运动受限。例如,右眼外直肌完全麻痹,在向右看时,右眼不能向右转动。

(3)向不同方向注视时,斜视角不同。仍以右眼外直肌完全麻痹为例,向前看时表现为右眼内斜视(图22,B)。向左看时斜视角小,甚至于消失(图22,A)。向右看时,左眼可向右转动,而右眼不能向右转动,因而斜视角扩大(图22,C)。

(4)好眼注视目标时,斜眼出现的偏斜角被称为第一偏斜角(图22,B),斜眼注视目标时,好眼出现的偏斜角称为第二偏斜角(图22,C)。麻痹性斜视的特点是:第二偏斜角大于第一偏斜角。

(5)为了弥补眼外肌麻痹产生的注视困难,出现代偿头位。仍然以右眼外直肌麻痹为例,患者看东西时,向右转动头部。

(6)出现复视,因为双眼不能同时注视同一个点,有两个影像被传送到大脑的视皮质,视觉中枢对差别较大的影像不能融合,也不能抑制斜视眼的影像,因而出现复视。

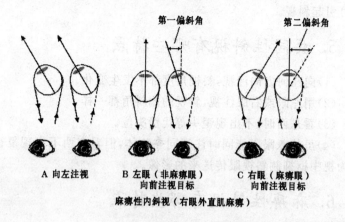

第一偏斜角　　　　　　　　第二偏斜角

A 向左注视　　　B 左眼（非麻痹眼）　　C 右眼（麻痹眼）
　　　　　　　　向前注视目标　　　　向前注视目标

麻痹性内斜视（右眼外直肌麻痹）

图 22　麻痹性内斜视示意图
（第二偏斜角＞第一偏斜角）

7. 斜视发生后可能出现哪些情况

如果发生斜视，可能出现以下 3 种情况：

（1）复视：斜视患者双眼瞄准不同的目标，或同一目标的不同角度，两个差别很大的影像被送到视皮质。视皮质同时接受和使用两个影像时，出现双影，称为复视或双眼复视。引起复视的最常见原因为麻痹性斜视。

（2）抑制：对于人的生存来说，复视相当危险，例如，对面来了两辆汽车，不知避让哪辆好，可能导致车祸的发生。为了避免复视，视皮质自发对抗复视的发生，不理睬两个影像中的一个影像。这种大脑忽略一只眼送来的视觉信息的机制称为抑制。由于大脑能够对一只眼进行抑制，复视自行消失，这是共同性斜视不出现复视的原因。但是，值得警惕的是，引起弱视的原因并未消失，这种抑制可导致一只眼视力的下降或丧失，即发生弱视。

（3）异常视网膜对应：视皮质有双眼视网膜，特别是黄斑部相对应的神经点，称为正常视网膜对应。

斜视患者双眼不能注视同一点，视网膜正常对应受到破坏，失去双眼单视功能。为了适应这种异常情况，视皮质发育出新的配合，注视眼的黄斑中心凹和斜视眼黄斑中心凹以外的视网膜形成新的异常联系，并且出现融合，这种现象称为异常视网膜对应（图 23）。这种情况只可能出现在 4 岁以前。

如果斜视发生在 6 岁以后，抑制、复视和（或）异常视网膜

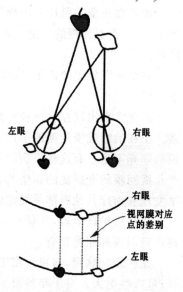

图 23　异常视网膜对应示意图

对应都不会发生。如果发生上述 3 种感觉情况中的任何一种，双眼就不能共同工作，没有正常的双眼视觉。可以通过视觉治疗消除这些障碍，重新建立正常融合和立体视觉。

8. 如何早期发现斜视

在未满月的健康新生儿中，常有间歇性斜视，这是婴儿练习集中引起的，不必担心。到了 3 月龄，双眼协调运动的功能发育完成，此时出现的斜视才有诊断意义，值得注意和重视。家长如果发现这种情况，应该及时带孩子到眼科检查。即使没有发现孩子有任何眼部问题，所有 3～4 岁的儿童也必须进行视力检查。

恒定性斜视常常因为"眼神怪异"而被家长偶尔发现。事实上，大多数斜视患儿是在眼科医生检查前，被家长或儿科医生发现

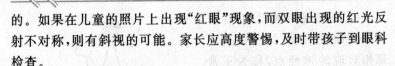

的。如果在儿童的照片上出现"红眼"现象，而双眼出现的红光反射不对称，则有斜视的可能。家长应高度警惕，及时带孩子到眼科检查。

有斜视家族史的孩子，应该尽早请眼科医生检查，起码不要晚于1岁。

斜视常常出现在有神经疾病的儿童，如脑瘫和颅面部发育异常。正在治疗或恢复期的早产儿视网膜病变患儿常伴有斜视、弱视和屈光不正。有这些疾病的儿童必须进行眼科检查。有Ⅲ期早产儿视网膜病变病史的新生儿，满月后必须详细检查眼部，以便尽早发现和治疗其他眼部并发症。

在初级护理阶段，怀疑有斜视或弱视的儿童，应该及时转到眼科进行斜视和屈光检查。

某些斜视病例，斜视角度很小，很难发现，同样可能引起了弱视，危害性更大。对于年龄很小、不合作的儿童，出现这种斜视，即使有经验的眼科医生也难以发现。而发现这种斜视又非常重要，因为弱视的治疗越早越好，发现的方法只有依靠视力筛查。

9. 斜视患者有哪些症状

（1）眼偏斜：双眼不能同时注视同一物体，一只眼注视目标，对侧眼注视目标以外的某一空间。

（2）单眼视：正常情况下，双眼分别看同一个目标，在视网膜上形成的两个影像分别传送到大脑的视皮质，通过脑的融合而形成单一的立体影像，这就是双眼视觉或双眼单视。斜视患者双眼不能同时看同一物体，总是用一只眼看东西，这种情况称为单眼视。由于缺乏立体视觉，判断距离有误，容易意外碰东西。

（3）弱视：眼位偏斜后，视皮质主动抑制斜视眼的视觉功能，形成弱视。斜视患者有一只眼的视力可能明显下降。

（4）复视：发生斜视后双眼视网膜的对应关系出现变化，由原

128

来好眼黄斑和斜视眼黄斑的对应,转变为好眼黄斑与斜眼黄斑外
视网膜某一点的对应,外界同一目标的影像落在双眼视网膜的非
对应点上,被视皮质感知为两个影像,结果患者把外界一个物体看
成两个,出现复视。复视多见于麻痹性斜视。在 7～10 岁后发生
斜视,患者通常会出现复视。如果出现复视,而又不能自然消失,
一定要请眼科医生进行检查,找出发病原因。

(5)抑制:斜视患者出现复视后,为了消除这种视觉紊乱,视皮
质主动抑制斜视眼传来的影像。长时间的抑制导致弱视的发生,
形成斜视性弱视,也被称为抑制性弱视。

(6)其他:阅读时感到眼疲劳和经常头痛,为了帮助双眼共同
工作,可能出现异常代偿头位,在亮光下喜欢一只眼斜视或闭眼。

10. 对斜视患儿检查时要注意哪些情况

对斜视患儿的检查,主要由眼科医生进行。医生使用各种检
查方法,要判明斜视患者的以下情况:

(1)受影响的是哪只眼或者双眼都受影响。

(2)斜视眼的偏斜方向,向内,向外,向上或向下。

(3)眼斜的程度,斜视角有多少度或三棱镜度。

(4)斜视眼的偏斜时间,间歇性或恒定性,周期性或时间性。

(5)斜视和屈光的关系。

(6)总是用一只眼注视,还是双眼交替注视。

11. 诊断斜视要做哪些检查

斜视治疗方法的选择,取决于正确的诊断。正确的诊断来源
于规范的、细致的、全面的眼部检查。主要检查有:

(1)病史的采集。

(2)眼部检查。

(3)测量和评估视力。

(4)斜视性质和偏斜方向的检查。

(5)眼球运动的检查。

(6)测量斜视角。

(7)双眼视觉功能的检查。

(8)注视性质的检查。

(9)视网膜对应的检查。

(10)AC/A 比值的检查。

(11)屈光检查。

(12)眼底检查。

12. 斜视患儿病史采集的重点有哪些

(1)发病时间:发病年龄与斜视的诊断、治疗方法的选择、预后有密切关系,家长一定要弄清楚。参考每年拍摄的照片,注意眼部情况,可能有帮助。家长常说孩子一出生就有内斜视,而实际上内斜视很少发生在出生时。

(2)斜视的方式:双眼交替斜视,还是一只眼斜,这个信息非常重要,交替性斜视不会发生弱视。一只眼斜视,发生斜视性弱视的可能性很大。

(3)发病缓急:出现斜视是突然的,还是缓慢的,家长常常说孩子头部被碰、跌倒、发热后出现斜视,通常意义不大。但是,在年龄较大的儿童出现斜视,特别是内斜视,要高度重视。家长应该送孩子到眼科和神经科进行仔细检查和评价,以除外神经系统的异常。

(4)斜视时间:间歇性斜视或恒定性斜视。间歇性斜视说明部分时间存在融合,恢复双眼视觉的预后较好。

(5)畏光:间歇性内斜视患儿可能畏光,常在强光下闭一只眼。虽然这些症状也可以出现在其他眼病患者或正常人,但如果出现的话,一定要仔细检查,以确定间歇性内斜视是否存在。畏光的原因是双眼畏光的阈值下降。出现畏光的症状,还应该寻找其他引起畏光的原因,如眼部色素减少、角膜或结膜疾病等。

(6)异常头位:平常看东西是否有歪头、转头等表现。

(7)出生情况:是否早产,出生后是否用过氧气,出生体重是多少,是顺产还是难产等。

(8)治疗史:过去全身和眼部治疗的经过,如验光配眼镜、遮盖治疗、手术等。

(9)家族史:家族成员中有无斜视和弱视患者。

13. 如何用双眼交替遮盖试验检查斜视

在斜视诊断上,遮盖试验是最重要的定性检查。对于确定斜视的性质和偏斜的方向,遮盖试验简便易行,准确可靠。每一位眼科医生检查斜视患者时都会使用。如果家长学会使用,能够对孩子斜视的变化及时检查,对治疗有很大帮助。遮盖试验有以下两种:双眼交替遮盖试验和单眼遮盖-去遮盖试验。

双眼交替遮盖试验,主要用于检查是否有隐斜视和间歇性斜视。隐斜视是指在融合反射帮助下不出现斜视,一旦融合反射被破坏,斜视就出现了。遮盖试验正是通过破坏融合反射,观察眼位是否偏斜的一种方法。

检查时检查者和患者相对而坐,令患者注视 33 厘米或 5 米外的目标。不宜使用灯光作为注视目标,因为患者注视灯光时,调节会受影响。检查者用遮眼板或手迅速交替遮盖双眼,同时观察双眼在除去遮盖时,眼球是否转动。

(1)交替遮盖时,如果眼球不转动,说明不管融合反射存在与否,眼球均能正常注视,不存在隐斜视或间歇性斜视。

但是,眼位正并不等于眼部没有任何运动问题,因为患者可以在一定注视距离,眼球正位,而在另外的注视距离出现斜视、隐斜视或微小斜视。因此,遮盖试验必须和单眼遮盖-去遮盖试验联合应用。

(2)交替遮盖时,如果眼球转动,说明遮盖眼因融合反射被破坏,偏离正常注视方向,不再注视目标。除去遮盖时,融合反射立即恢复,眼球回到原来注视眼位,因而转动。这样的结果说明有隐斜视或显斜视。眼球向外转为内斜视或内隐斜视,向内转为外斜视或外隐斜视,向上转为下斜视或下隐斜视,向下转为上隐斜视。

(3)遮盖前双眼眼位正常,遮盖后出现偏斜,去遮盖后继续偏斜,令患者注视近目标,促使融合反射恢复,斜眼转为正位,说明为间歇性斜视。交替遮盖时,双眼均出现这种情况,说明为交替性间歇性斜视。

现以一左眼内斜视的儿童为例,说明双眼交替遮盖试验。注意:左眼角膜反光不在角膜中央,而在角膜的外侧(图24,A)。当内斜的左眼被遮盖时,双眼均无移动,未遮盖的右眼继续保持正位(图24,B)。除去左眼遮盖后,双眼均无移动,继续保持原来的眼位(图24,C)。当右眼被遮盖时,先前内斜的左眼转为注视位,而被遮盖的右眼向内转,在遮盖下变成内斜(图24,D)。如果除去右眼遮盖,双眼都不移动,说明不存在注视眼和非注视眼之分,双眼

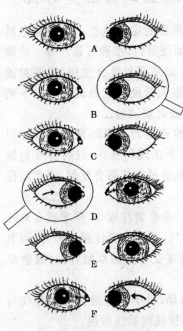

图24　双眼交替遮盖试验
(病例为左眼内斜视)

视力大致相同,可诊断为交替性内斜视,发生弱视的危险很小(图24,E)。如果除去右眼遮盖后,双眼转回到原来的位置,即右眼外转回到正位,左眼内转到原来的内斜位。说明右眼为注视眼,左眼为斜视眼,可诊断左眼内斜视,有发生弱视的危险(图24,F)。

14. 如何用单眼遮盖-去遮盖试验检查斜视

检查的准备和坐式同双眼交替遮盖试验。进行单眼遮盖-去遮盖试验时,令患者注视眼前目标,检查者遮盖患者的一只眼(注视眼),观察对侧未遮盖眼是否转动,判断有无显斜视。然后除去遮盖,观察去遮盖眼是否转动,判断有无隐斜视和显斜视。

(1)双眼注视时,无论遮盖哪只眼,去遮盖时眼球不转动,说明融合反射被破坏后仍旧能够保持双眼黄斑注视,不存在斜视(图25,正位)。

(2)遮盖前右眼偏斜(图25,内斜视、外斜视和上斜视中的a)。遮盖左眼(注视眼),右眼(斜视眼)被迫由偏斜位转换为注视位,因而发生转动(图25,内斜视、外斜视和上斜视中的b)。说明有斜视。

(3)左眼去遮盖后,双眼保持遮盖后的位置,不再转动(图25,内斜视、外斜视和上斜视中的c)。在遮盖左眼时,迫使右眼转为注视眼,去左眼遮盖后,右眼继续保持注视,说明双眼视力都好,均有注视功能。说明存在交替性斜视。

(4)左眼去遮盖后,双眼均转动,恢复到遮盖前的状态(图25,内斜视、外斜视和上斜视中的d)。当遮左眼(非斜视眼)被盖时被迫转为斜视,而右眼(斜视眼)被迫转为正位。左眼去遮盖后恢复正位,右眼恢复斜位,故双眼均发生转动。说明右眼没有注视功能,为恒定性斜视。

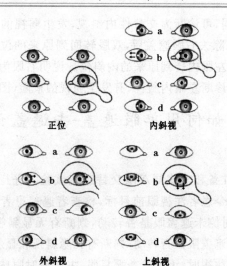

正位　　　　　　　内斜视

外斜视　　　　　　上斜视

图25　单眼遮盖-去遮盖试验示意图

15. 如何检查单眼的眼球运动

检查眼球运动状态的目的,是了解每条眼外肌的力量强弱、有无麻痹,以及双眼运动是否协调一致。

(1)令患者使眼球尽量内转,瞳孔的内缘应该到达上泪小点和下泪小点的连线,超过此线为内转过强,达不到此线为内转不足。

(2)令患者使眼球尽量外转,角膜外缘应该到达外眦角,超过此限度为外转过强,达不到此限度为外转不足。

(3)眼球上转时角膜下缘应该到达内眦和外眦的连线,超过此限度为上转过强,达不到此限度为上转不足。

(4)眼球下转时角膜上缘应该到达内眦和外眦的连线,超过此限度为下转过强,达不到此限度为下转不足。

16. 如何检查双眼的眼球运动

(1)同向运动检查:受检者坐
在检查者的对面,距离 30～60 厘
米。为了检查和比较配偶肌的功
能,令受检者的眼球随着检查者
的手指转动,头部保持不动。在 6
个基本方向(诊断眼位)检查眼外
肌的活动情况。可以采用放射状
交叉注视的方式,也可采用"H"
形注视方式(图 26)。

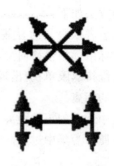

图 26　检查眼外肌的
两种注视方式

在注视的每一个位置,都有
两条同向配偶肌协同工作(表 2)。

表 2　诊断眼位和相对应的 6 对同向配偶肌

注视方向(诊断眼位)	检查的配偶肌	
右上	右眼上直肌	左眼下斜肌
右	右眼外直肌	左眼内直肌
右下	右眼下直肌	左眼上斜肌
左上	左眼上直肌	右眼下斜肌
左	左眼外直肌	右眼内直肌
左下	左眼下直肌	右眼上斜肌

双眼向 6 个诊断眼位运动时,某只眼达不到应有位置或出现
震颤样运动,则表示向该方向转动的肌肉力量不足。如果运动超
过正常幅度,则说明向该方向运动的肌肉力量过强。

(2)异向运动检查:眼球的异向运动有水平异向运动、垂直异向运动和旋转异向运动。日常生活中最常用的是水平异向运动，即分散运动和集中（辐辏）运动。而对眼球的异向运动检查中，集中运动的检查最重要。有多种检查集中运动的方法，最常用和最简便的方法如下：

令患者双眼同时注视正前方的一个视标（如小灯泡或铅笔尖），视标由远缓慢移向患者的眼前，到患者使用最大的集中力量也不能维持双眼单视（出现复视）为止。视标和鼻根间的距离为集中近点的距离。

集中近点的正常距离为 6～8 厘米，大于 10 厘米为集中不足，小于 5 厘米为集中过强。

17. 如何测量斜视角

为了诊断和治疗斜视，测量斜视角非常重要，不可或缺。首先测量注视正前方视远和视近时的斜视角。然后，测量向不同方向注视时的斜视角和双眼分别注视时的斜视角。测量斜视角的方法很多，最常用、最简单的是角膜反光点法（图 27）。斜视患儿的家长如果能够掌握这种方法，对观察患儿病情发展很有帮助。现将该方法介绍如下：

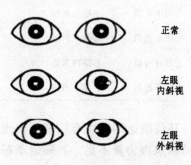

正常

左眼
内斜视

左眼
外斜视

**图 27　用角膜反光点法
检查斜视示意图**

检查时，让患儿坐在检查者的对面。在离患儿眼前手臂远的距离（约 33 厘米）处，用手电筒照射患儿的角膜。当患儿注视灯光时，观察双眼角膜反光点的位置。

（1）眼位正常（无斜视）：双眼角膜反光点对称，都位于角膜中央，略偏鼻侧。

（2）内斜视：双眼角膜反

光点不对称,向内偏斜眼的角膜
反光点位于角膜的颞侧。

(3)外斜视:双眼角膜反光点
不对称,向外偏斜眼的角膜反光
点位于角膜的鼻侧。

根据反光点偏离角膜中央的
距离估计斜视度(图 28):反光点
位于瞳孔缘,眼球偏斜 10°～15°;
反光点位于角膜缘,眼球偏斜
45°;反光点位于瞳孔缘和角膜缘
之间,眼球偏斜 25°。

本法常用于鉴别假性斜视和
检查婴幼儿和不合作的儿童。缺
点是不够准确。常用于门诊检
查,而手术前则需要用其他更精
确的方法测量斜视角。

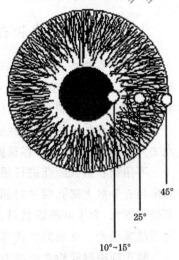

图 28 角膜反光点和斜视度
的关系示意图

18. 什么是 AC/A 比值

AC/A 比值(调节性集中/调节比值,Accommodative conver-
gence/Accommodation ratio,简称 AC/A ratio)是指调节性集中
与调节的比值。它的含义是调节性集中(双眼向内转)与引起该调
节性集中的调节(聚焦的努力)之比。一般以三棱镜度/屈光度
(△/D)为单位来表示。正常值为 3∶1～5∶1,记录为 3～5,含义
是 1 个屈光度(D)的调节引起 3～5 三棱镜度(△)的集中。正常
人的 AC/A 比值相当稳定。

19. 如何进行屈光检查

共同性斜视中,最常见的是调节性内斜视,发病的主要原因是屈光不正。因此,所有共同性斜视的患者都必须进行屈光检查。有明显屈光不正的斜视患儿,应该配眼镜或接触镜进行屈光矫正。

屈光检查的方法,有显然验光(不用药物散大瞳孔)和散瞳验光之分,以及主观验光和客观验光之分。

不用药物散大瞳孔进行屈光检查,称为显然验光。用睫状肌麻痹药充分散大瞳孔后进行屈光检查,称为散瞳验光。儿童的调节能力很强,为了麻痹睫状肌,消除调节对屈光检查的影响,必须使用散瞳验光。常用的睫状肌麻痹药为阿托品眼药水和眼膏。

验光师根据受检者的视力检查的结果,变换受检者眼前的镜片,至视力达到最好为止,根据所加镜片,判断受检者的屈光情况,称为主观验光。主要用于成年人的屈光检查。为了粗略了解3岁以上儿童的屈光情况,也可以使用此法,但不能作为诊断和配眼镜的依据。

根据视网膜发射出来的光影变化,验光师用检影镜或自动验光仪测量屈光情况,称为客观验光。儿童,特别是婴幼儿,应该在麻痹睫状肌后,由验光师用检影镜进行客观验光。用自动验光仪进行屈光检查后,需要用人工方法进行校正。

20. 斜视为什么要进行治疗

(1)"斜视不需要治疗,孩子长大后自然就好了"。这是一种完全没有科学根据的无知看法。为了孩子将来的生活、就业、前途和幸福,斜视必须治疗,越早治疗效果越好。

(2)斜视的儿童如果不进行治疗,偏斜眼将发生弱视,而永久丧失视力。

(3)斜视儿童不可能发育出双眼视觉。如果不在视觉发育关键期进行积极治疗,儿童将在一生中都没有双眼单视和立体视觉功能。说通俗点,就是看不了目前流行的 3D 电视。

(4)斜视儿童成年之后,在职业选择和爱好方面都将受到很大的限制。某些患者有强烈的自卑感,甚至难与他人正常交往。

(5)斜视可能是眼部或神经系统严重问题的早期症状,不及时诊断和治疗可能导致严重后果。

21. 斜视治疗的目的是什么

(1)矫正眼位的偏斜,改善和恢复正常眼位,使双眼能够同时注视一个目标。

(2)使双眼能够协调一致地工作。

(3)尽可能改善双眼的视力。

(4)尽可能改善双眼单视的功能。

(5)治疗弱视和其他眼部问题,促进正常视觉的发育和恢复。

22. 治疗斜视有哪些非手术疗法

治疗斜视的非手术疗法主要有以下几种:

(1)用眼镜或接触镜矫正屈光不正。

(2)三棱镜的应用。

(3)遮盖疗法。

(4)视轴矫正训练。

(5)药物治疗。

遮盖疗法主要是为了治疗弱视,弱视可能是斜视的结果,也可能是斜视的原因。遮盖疗法已经在弱视章内介绍。

视轴矫正训练有时可作为其他治疗(如手术)的一种补充。但是,对于大多数斜视病例来说,单独进行视轴训练,对斜视的治疗没有帮助。

23. 如何对斜视患儿进行屈光矫正

对于轻微共同性调节性斜视,仅戴眼镜或接触镜矫正屈光不正即可。远视眼引起的内斜视,用凸球镜片进行屈光矫正后,看物体时需要的调节减少,相应的集中也减少,有助于消除内斜视。有些外斜视患者,用凹球镜片进行屈光矫正,看近时需要增加调节力,调节增加导致集中增加,有助于减少外斜视。有些斜视儿童可能需要戴双焦点眼镜或加三棱镜进行屈光矫正。

屈光矫正后,残余的斜视度可用手术矫正。手术后需要继续戴矫正眼镜或接触镜。

24. 三棱镜治疗斜视的原理是什么

横截面为三角形的透镜,称为三棱镜,它有两个面,一个尖和一个底。光线进入第一平面时向底部折射(转向),离开第二平面时再次向底部折射。折射的程度取决于三棱镜两平面间夹角的大小和折射指数。三棱镜不改变物体影像的大小,通过三棱镜看物体,影像偏向三棱镜的尖端。

三棱镜在眼科临床上,用于斜视检查、诊断和治疗。如检查斜视角,测量融合力,矫正复视和集中不足、先天性眼球震颤引起的代偿头位等。

有或没有屈光不正的斜视患者,皆可利用三棱镜使物像向尖端移位的原理矫正视轴,为此,可在矫正镜片上加三棱镜或将三棱镜做成眼镜给患者戴。

25. 药物治疗斜视

(1)睫状肌麻痹药:常用的有阿托品、后马托品和托品酰胺。

在斜视患者的处理中,可用于散瞳验光、帮助患儿逐步适应高度凸透镜、弱视的压抑疗法、治疗不能戴眼镜的调节性内斜视或集中过强的患者。

(2)缩瞳药:当斜视由某些聚焦问题引起时,可能要使用缩瞳药。

26. 治疗斜视的手术疗法

手术是斜视儿童矫正眼位和改善视觉的最重要手段。手术通过改变眼外肌的长度和附着点的位置,加强或削弱某条眼外肌的作用,改变肌肉牵拉的力量,使其和对侧眼注视方向保持一致。矫正斜视可能需要多次手术。

斜视矫正术,早期做非常重要,通常在 2 岁以前进行。对于某些严重病例可早在 3 月龄手术。但是,手术在 6 月龄前进行的有效性存在争议,有人认为那时眼外肌的发育还没有稳定,不宜手术。

如果存在弱视,手术前一定要先花时间治疗弱视,然后再进行斜视矫正术。

斜视矫正术是一种眼科常用和安全的手术。实际上,手术时并不需要把眼球从眼眶里取出来。手术仅仅简单的改变眼外肌的长度和位置。最常用的有两种手术方式:

(1)眼外肌后退术:将一条较紧的肌肉从原附着点向后移动,缝合到一个新的位置上,使其松弛(图 29,a)。

(2)眼外肌切除术:先把较弱的眼外肌从原附着点剪下来,切除一小段,然后缝合到原附着位置处,以加强它的力量(图 29,b)。

这些很小的改变,将牵拉眼球回到正确的位置上。根据斜视的程度,手术涉及斜视眼、非斜视眼和双眼。做斜视手术通常不需要住院,一般在门诊手术室进行。儿童手术需要全身麻醉。

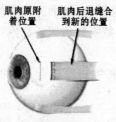

肌肉原附着位置　肌肉后退缝合到新的位置

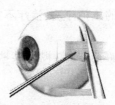

a.眼外肌后退术　　　　　b.眼外肌切除术

图29　两种常用的斜视矫正手术

27. 斜视手术前后要注意哪些问题

手术前一定要进行全身体格检查,合格者方可进行斜视手术。眼科医生在手术前数日对眼部进行全面检查。手术当天,绝对不要吃任何东西,包括喝水。给孩子穿上他喜欢的衣服,带上玩具。其他事项严格按医生的要求去办,不明白的地方一定要问清楚,千万不可自作主张。孩子在麻醉状态下手术,清醒后大多数病例可以当天回家。

(1)手术后可能出现的一般情况:①出现红眼,通常在1～2周消退。②斜视手术对多数孩子来说,手术后不是很痛,通常不需要镇痛药。③多数患儿手术后需要加其他治疗,如戴眼镜、遮盖等。

(2)手术后出现以下情况要及时回医院就诊:①孩子的眼睑明显红肿。②从眼里流出脓样分泌物(少量带血的泪液属于正常情况)。③多次呕吐。④发热(超过38.3℃)。

28. 斜视手术有哪些并发症

和任何手术一样,斜视手术也有一些并发症,包括:

(1)斜视没有完全矫正,出现过矫或矫正不足。可能需要再次手术,进一步矫正。

(2)眼周围出血。

(3)眼部感染,手术后 2～3 天出现眼部严重红肿和疼痛。感染表现为蜂窝织炎、结膜下脓肿或眼内炎。

(4)手术中肌肉滑脱,导致斜视不能矫正,反而加重。

(5)缝合肌肉时,缝合针穿透巩膜,甚至于刺穿视网膜,这是严重和非常罕见的手术并发症。

(6)眼前部缺血,做直肌手术时伤及睫状前动脉所致。

(7)粘连综合征,手术时把 Tenon 氏囊弄破,眼眶内脂肪脱出和眼球粘连,引起眼球运动受限。

(8)手术时选错肌肉,如该加强的肌肉做了后退术。

(9)缝线材料产生的过敏反应。

(10)缝线的地方出现肉芽肿。

(11)结膜瘢痕形成。

(12)结膜出现包含性囊肿。

(13)眼睑位置发生改变。

(14)麻醉的危险,严重麻醉反应可使儿童死亡。

29. 什么是先天性内斜视

先天性内斜视是一个容易混淆的医学名词。严格说,先天性斜视应该出现在出生时,而真正在出生时就存在斜视的新生儿十分罕见。患儿的父母常常对医生说,孩子一出生就有"对眼"。如果进一步询问,他们几乎都不敢肯定,甚至于否认在出生头几个月就发现孩子有内斜视。实际上,眼科医生也很少发现新生儿有内斜视。因此,文献中的大多数报道,把儿童出生 6 个月前发生的无明显原因的内斜视,称为"先天性内斜视"或"婴儿型内斜视"。

先天性内斜视常出现在 2～4 月龄。偏斜角在 15° 以上。有斜视家族史的患儿占 20%～30%。通常不合并其他神经和发育方

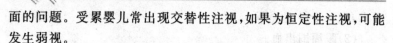

面的问题。受累婴儿常出现交替性注视,如果为恒定性注视,可能发生弱视。

在足月产的健康新生儿中,先天性斜视的发病率为 1%～2%,在早产儿中发病率要高得多。

30. 先天性内斜视的原因有哪些

先天性内斜视为最常见的斜视类型,没有性别差别。先天性内斜视的发病原因与遗传有关。研究发现,受影响的家族成员变化很大,患儿的父母或兄弟姐妹常有斜视病史。有研究报告称,先天性内斜视患儿的父母,其双眼视觉功能下降。

有脑瘫、脑积水和其他神经疾患的婴儿,先天性内斜视的发病率高。母亲吸烟和出生体重低也与先天性内斜视的发生有关。

31. 先天性内斜视有哪些临床特征

(1)发病早:初期为小角度,间歇性内斜视,后来逐步发展为恒定性内斜视。

(2)斜视度:先天性内斜视的斜视度,比后天性内斜视大得多,表现为大斜视角的恒定性内斜视,平均为 40～60 三棱镜度,甚至于高达 80 三棱镜度以上。如果斜视度小,诊断先天性内斜视要高度慎重。斜视度不受屈光状态、注视距离和调节因素的影响。

(3)屈光不正:先天性内斜视儿童的屈光度和相同年龄正常儿童类似。远视眼占 80%以上,其中,轻度远视占 46.4%,中度远视占 41.8%,高度远视占 6.4%。近视眼仅占 5.6%。戴眼镜充分矫正远视,斜视度不减少,故和有明显远视的调节性内斜视容易区别。

(4)AC/A 比值:正常。

(5)弱视:交替性内斜视患儿有正常单眼视力,不发生弱视,但没有双眼单视功能。恒定性内斜患儿如果不及时治疗将发生弱视。

(6)假性外直肌麻痹:先天性交替性内斜视患儿,可用内斜的眼看对侧目标,不需要眼球外转。久而久之,双眼外转受限,好像外直肌麻痹,称为双眼假性外直肌麻痹。婴幼儿的真正外直肌麻痹非常少见。用转动头部和遮盖一只眼的方法,可以证明先天性内斜视患儿的外直肌没有麻痹。

(7)眼球垂直运动障碍

①下斜肌功能亢进。眼球内转时出现上转。先天性内斜视患儿合并单眼或双眼下斜肌功能亢进的高达78%。下斜肌功能亢进,常在2~3岁时出现。严重者可手术治疗。

②分离性垂直偏斜。临床表现为被遮盖眼缓慢向上偏斜,除去遮盖后眼球下转,逐步恢复到遮盖前眼位。因为上斜视在遮盖后出现,故又称为交替性上隐斜视。先天性内斜视患儿分离性垂直偏斜的发病率为46%~90%。发病年龄通常在2岁。严重者可考虑手术。

(8)眼球震颤:高达50%的先天性内斜视患儿,合并有旋转性或隐性眼球震颤。隐性眼球震颤比旋转性眼球震颤更为常见。遮盖后诱发眼球震颤,称为隐性眼球震颤,为水平冲动型眼颤。两种眼球震颤皆可随时间的推移而减轻。

32. 如何治疗先天性内斜视

(1)散瞳验光:先天性斜视的诊断一旦确立,要通过散瞳验光,检查是否有重叠的调节性内斜视的成分。对多数先天性内斜视的患儿来说,麻痹睫状肌和戴矫正远视的眼镜对斜视角的影响很小。如果患儿有大于2屈光度的远视,应该先戴眼镜矫正。戴眼镜后,内斜仍然存在,要考虑手术矫正。

(2)治疗弱视:如果存在弱视,一定要先进行治疗。单眼注视应该进行遮盖疗法,遮盖到出现交替注视为止。交替注视可防止弱视的发展。2岁以下儿童进行遮盖,应该2周复查一次,2岁以

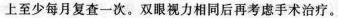

上至少每月复查一次。双眼视力相同后再考虑手术治疗。

（3）手术治疗：如果先天性内斜视的斜视角大，而又没有调节性内斜视的成分，在患儿出生后 6～12 个月进行手术矫正为好，起码不要晚于 2 岁，期望能够促使双眼视觉的建立。斜视角稳定后方可手术，通常做双内直肌后退术。

33. 先天性内斜视手术后可能出现的情况

（1）斜视复发：可能需要再次手术。

（2）出现调节性内斜视：先天性内斜视手术矫正后，可能出现调节性内斜视。手术后双眼视觉功能不好，常继发调节性内斜视。Hiles 等的研究显示，先天性内斜视在矫正手术后，内斜视被控制的患儿占 65％，但需要戴眼镜矫正远视眼。

（3）弱视复发：必须高度重视斜视矫正术后，发生弱视的可能性。所以在手术后的复诊中，每次都要检查患儿的注视倾向，直到能够检查视力为止。到了能够检查视力的年龄，每次复诊都要仔细检查视力。如果发现弱视，要立即进行遮盖治疗，每天需要遮盖 1～2 小时，直到视觉发育关键期结束，即 10 岁左右。

（4）合并存在的垂直型斜视和下斜肌功能亢进加重。

34. 在先天性内斜视的处理上要考虑哪些问题

（1）双眼视觉的发育：如果对先天性内斜视不进行治疗，到上学年龄时，儿童通常显示双眼视力相等，但交替抑制，没有双眼单视功能。提倡早期手术的观点是，在视觉发育关键期前手术，使双眼单视功能得到发育和恢复。因此，手术时间是该病治疗中，最有争议的问题。在一项研究中，2 岁前手术成功矫正眼位的 106 个儿童中，93％获得亚正常的立体视觉。而 2 岁以后手术的儿童达到同样水平的只有 31%。证明 2 岁前手术比较好。有人试图改善手术结果,在 1 岁,甚至于 6 月龄进行手术,但没有获得更好的立体视觉。

(2)弱视的治疗:有一项研究发现,在没有治疗的先天性内斜视患者中,弱视发生率为 13%～33%,手术后反而升高到 20%～80%。所以,在斜视手术后继续追踪观察视力的变化非常重要,以便及时发现和治疗弱视。

(3)一般健康问题:全身疾病增加麻醉的危险性与早期手术是矛盾的。有脑瘫和其他神经疾病的婴儿的斜视角和注视方向不稳定。对于这些患者,手术最好延期到 2 岁以后进行。

(4)手术治疗:如果仅要求达到斜视矫正的美容效果,手术年龄并不重要。要求功能性治愈,手术年龄的选择非常重要,医生和家长必须进行充分讨论。根据已发表的研究报告,双眼内直肌后退术是最成功的手术,对于斜视角大的患者,可同时做斜视眼的外直肌切除术。

(5)并发症的矫正:如果有明显下斜肌功能亢进和代偿性异常头位等问题,可在手术矫正内斜视时,同时予以手术矫正。

35. 先天性内斜视的预后如何

如果在 2 岁前手术,可以达到较好的眼位矫正和双眼视觉的预后。长期追踪研究的结果显示,手术后偏斜角小于 20 三棱镜度,在美容上可以被接受的患儿占 60%。如果眼位的偏斜在 10 三棱镜度以内,三分之一的患者发育出亚正常的双眼视觉。对于先天性内斜视,成功矫正眼位,但并不能获得双眼黄斑中心凹对应的高水平的立体视觉。获得的某种程度的双眼视觉,称为亚正常立体视觉或低度立体视觉。

眼位和视觉预后不好的因素有:①手术前有弱视。②手术前有隐性或显性眼球震颤。③有 2.50～5.00 屈光度的近视眼。

36. 什么是假性内斜视

假性内斜视是一种特殊情况,双眼眼位正常,但看起来像内斜视。这种情况最常见于婴儿,当婴儿的鼻根过宽和有内眦赘皮时,遮盖过多的鼻侧巩膜(俗称白眼珠),从而造成内斜视的错觉。当双眼向一侧注视或看近物体时最为明显。这种情况不影响孩子的视觉发育,当鼻梁发育起来以后,假性内斜视的外观自然消失。

另外一种假性斜视出现于双眼瞳孔之间的距离过小,初看起来容易有内斜的错觉。

通过角膜光反射检查和遮盖试验很容易发现假性内斜视的患儿并不存在斜视。

假性内斜视不需要任何治疗,随着孩子长大将逐步消失。但是,家长也不可掉以轻心,因为这种婴儿以后也可能发生真正的内斜视,特别是调节性内斜视。为了保险起见,每6个月到眼科检查一次为宜。

37. 什么是调节性内斜视

调节性内斜视的定义是,伴有活跃调节反射活动的眼的集中性偏斜。换句话说,调节性内斜视是指眼的调节反射过度,引起调节性集中过量而导致的内斜视。这是一种常见的共同性内斜视,约占共同性斜视中的25%。

调节性内斜视可分为三大类:①屈光性调节性内斜视。②部分屈光性调节性内斜视。③非屈光性调节性内斜视。

38. 什么是屈光性调节性内斜视

屈光性调节性内斜视,又称完全调节性内斜视,为未矫正的远视眼发生调节反射时,引起的眼位向内偏斜。患儿在看近处物体时(调节加强)出现内斜视。

屈光性调节性内斜视的发生机制涉及 3 个因素:未矫正的远视眼、调节性集中和融合性分散不足。

并不是所有远视眼患者,都出现屈光性调节性内斜视,约 10%出现。因为内斜视的发生除与远视有关外,还与融合性分散不足有关。融合性分散又称为负融合力(外展储备力)。尽管有远视,但融合性分散足以对抗过度的集中,内斜视将不会发生。如果融合性分散的幅度不足或由于某些感觉障碍改变了融合能力,内斜视就发生了。

39. 屈光性调节性内斜视有哪些临床特点

(1)屈光性调节性内斜视,通常发生在 2～3 岁的儿童。常见于有后天间歇性或恒定性内斜视家族史的儿童。偶尔发生在 1 岁或 1 岁以下儿童。

(2)调节性内斜视患者的远视眼,平均为 4.75 屈光度,范围从 3.00～10.00 屈光度。

(3)可伴有单眼或双眼弱视,特别当内斜接近恒定性内斜视时。单眼弱视常发生在屈光参差的患者。

(4)斜视角不稳定,开始为间歇性内斜视,看近时出现内斜视或内斜视加重,看远时内斜视消失或减轻。随着时间推移,间歇性斜视逐渐转变为恒定性斜视。

(5)滴散瞳药麻痹睫状肌或戴眼镜充分矫正远视后斜视消失,睫状肌恢复正常或摘除眼镜后斜视又出现。随着年龄的增长,远视度数的逐渐减少,内斜视可逐渐减轻,甚至于消失。

40. 如何治疗屈光性调节性内斜视

(1)矫正远视:充分麻痹睫状肌,散大瞳孔后进行客观验光,对远视眼进行充分光学矫正,是治疗屈光性调节性内斜视的主要方法。75%的调节性内斜视可以用这种方法进行治疗。戴眼镜矫正远视眼以后,患者看近时不需要很强的调节,故内斜视消失。

如果戴眼镜后,眼位正常或内斜度数很小,患儿可每3个月复诊一次,一旦稳定,改为半年或1年复诊一次。也有报告说,戴接触镜治疗效果也不错,而且患儿可以接受。

从患儿4~5岁开始,对远视眼的矫正程度可以逐步减少,以加强融合性分散和最大限度地改善视力。中度远视眼的儿童可发育出足够的融合性分散。高度远视眼的儿童,如果不戴眼镜会出现眼疲劳的症状,不适宜用逐步减低眼镜度数的办法。

要告诫调节性内斜视患儿的家长,如果不戴眼镜,内斜视会重新出现,而且可能加重。家长常常问,戴眼镜前孩子斜视程度不重,戴眼镜后一摘掉眼镜斜视程度很重。家长对戴眼镜后斜视的变化非常不满意,而且担忧孩子完全离不开眼镜。这种现象不难解释,戴眼镜以后,孩子学会使用适当的调节量。当摘掉眼镜时,他为了看清物体努力使用调节,超过戴眼镜时的调节量,所以内斜视的程度增加。开始戴眼镜时,医生就应该向家长解释这个现象,比出现这种现象后再解释,效果好得多。

(2)缩瞳治疗:缩瞳药可改变 AC/A 比值,使原有的调节产生较小的调节性集中。虽然50%的患者对缩瞳药的反应和戴眼镜类似,但40%反应差,10%没有反应。缩瞳药可引起虹膜囊肿,对于成年人还有引起视网膜脱离和白内障的危险。因此,对于治疗屈光性调节性内斜视,戴眼镜比滴缩瞳药好。滴缩瞳药只能起到延缓戴眼镜时间的作用。

(3)治疗弱视:对于有弱视的患者,应该用遮盖疗法治疗弱视。

(4)手术治疗:如果光学治疗无效,需要考虑手术治疗。延误治疗的患儿也常需要手术治疗。典型的手术方式是,内直肌后退术,削弱将眼球向内牵拉的力量。有弱视的病例,手术仅限于弱视眼的内直肌后退术和外直肌切除术。手术只能矫正内斜视的非调节的成分,因此,手术不能代替手术后继续戴眼镜。

41. 屈光性调节性内斜视患儿的预后如何

如果患儿在 4～6 岁前,没有对斜视和弱视进行治疗,可能永久丧失一只眼的视力。早期治疗弱视,可使视力得到改善,双眼视觉发育的预后也较好。

如果认真戴矫正远视的眼镜,很多患儿到了青少年阶段,不戴眼镜也能保持正常眼位。

总的来说,屈光性调节性内斜视,通过适当的治疗预后较好。

42. 什么是非屈光性调节性内斜视

非屈光性调节性内斜视又称高 AC/A 比值调节性内斜视。因为非屈光性调节性内斜视患儿的 AC/A 比值高,患儿进行调节时引起异常高的调节性集中反应,因而导致内斜视。

43. 什么是部分屈光性调节性内斜视

屈光性和非屈光性调节性内斜视,并不总是以"纯粹"的形式出现。有些患儿戴眼镜后斜视度明显下降,但是,尽管远视已经完全矫正,仍然持续存在内斜视,就是非屈光调节部分。调节性内斜视发病后,延迟数月才开始治疗,常常出现这种情况。2 岁前发生内斜视的患儿,也常有这种倾向。有时候开始可用眼镜矫正内斜视,但后来非调节成分逐渐增加,尽管远视被眼镜充分矫正,视力也很好,内斜视仍然慢慢明显起来。

部分调节性内斜视,是内斜视中最常见的类型。患儿的内斜视并非完全由远视所致,部分为调节增强引起,部分为解剖因素引起,如先天性融合功能发育不良,或者因屈光性调节性内斜视未及时治疗,引起内直肌功能过强。

44. 部分屈光调节性内斜视有哪些临床特点

(1)散瞳验光,戴眼镜充分矫正远视眼后,斜视减轻但没有完全消失,有残余斜视存在。眼镜矫正的部分为调节性部分,而眼镜没有矫正的部分为非调节部分。

(2)发病年龄常在2岁以前。

(3)患儿常有中度远视眼,常有明显屈光参差。

(4)部分患儿合并有垂直斜视,下斜肌功能亢进等。

(5)AC/A比值正常。

45. 部分屈光调节性内斜视的治疗

(1)矫正远视:散瞳验光,配眼镜矫正远视。

(2)治疗弱视:如果存在弱视,要用遮盖法治疗弱视。

(3)手术治疗:戴眼镜3个月后,内斜程度减轻,但仍有10三棱镜度以上的内斜视,需要通过手术矫正残余斜视。手术后仍旧需要戴眼镜矫正调节性内斜视。家长希望通过手术全部矫正斜视,手术后不戴眼镜,是违反治疗原则和不切实际的。即使把斜视全部矫正,手术后如果不戴眼镜,斜视必将复发,因为手术不能矫正过强的调节。手术方式以单眼或双眼内直肌后退为主。

46. 调节性内斜视治疗后可能出现哪些情况

(1)戴眼镜可以矫正看远时的内斜视,但看近时内斜视依然存在。这种情况需要用双焦点眼镜矫正。

(2)戴眼镜后,看远和看近时内斜视均不能消除。需要充分麻痹睫状肌,仔细验光,以确定是否存在没有被发现的远视,如果存在应该予以光学矫正。

(3)戴眼镜后,看远和看近时内斜视均不能消除,充分麻痹睫状肌并仔细验光,没有发现额外的远视,说明残余的内斜视为非调节性。应该考虑其他治疗,如三棱镜治疗、视觉治疗等。如果非调节性内斜视超过15~20三棱镜度,三棱镜和(或)视觉治疗无效,需要考虑斜视矫正术。手术的目的是消除内斜视的非调节成分,而不是调节成分。手术后患儿需要继续戴眼镜。

(4)某些患儿开始戴眼镜后眼位恢复正常,但是后来出现额外的内斜视,而且有丧失双眼视觉的危险。以下情况可能和这种症状有关:①调节性内斜视发生在1岁以前。②内斜视发生后,延误治疗。③远视眼的度数增加。④治疗不完全,如对远视眼的矫正不足或仅部分时间戴矫正眼镜等。⑤AC/A比值增加。

47. 怎样早期发现和预防调节性内斜视

怀疑有调节性内斜视的儿童,应该立即到眼科检查。为获得正常双眼视觉的不二法门是不要延误治疗。在出现间歇性内斜视时就开始治疗,通常可获得较好的效果。如果不治疗,患儿将逐步发展为非调节性内斜视,出现弱视、抑制和异常视网膜对应。随后,在矫正斜视方面,戴眼镜矫正远视很难成功,双眼视觉将丧失。

预防和早期发现调节性内斜视的主要方法是视力筛查。

48. 什么是先天性外斜视

在各种斜视类型中,真正的先天性外斜视非常罕见。先天性外斜视合并有全身疾病的高达60%,如颅面综合征(craniofacial syndrome)、眼白化病、脑积水和脑瘫等。和其他类型的斜视比较,先天性外斜视的弱视发生率不高。

先天性外斜视的发生与遗传有关,但确切的发病机制至今尚不清楚。母亲吸烟可能和先天性外斜视的发生有关。早产儿发生斜视的危险较高,但在早产儿中先天性外斜视的发病率并不高。

49. 先天性外斜视有哪些临床特征

(1)在6月龄前发病,有斜视家族史有助于诊断。

(2)看远和看近时都有大的、恒定的偏斜角,一般为30~80三棱镜度。明显大于后天性外斜视的斜视角。

(3)因为大多数患儿为交替注视,弱视罕见,但影响正常双眼视觉和高水平立体视觉的发育。

(4)屈光不正的情况类似于同年龄的正常儿童。

(5)眼球垂直性运动障碍发生率高(高达60%),包括下斜肌功能亢进和分离性垂直性斜视。

(6)可出现眼球外展受限。

50. 如何早期诊断和预防先天性外斜视

出生后的头几个月,正常婴儿常有暂时性交替性外斜视,这是正常情况,无需治疗。但是,如果6月龄后,婴儿出现恒定性单眼外斜视或者交替性外斜视,应该马上到眼科检查,以除外发生先天性外斜视的可能性。

进行强制性的视力筛查和在视觉发育的关键期追踪观察视力发育情况,是预防斜视和弱视的主要方法。

51. 先天性外斜视的治疗

因为先天性恒定性外斜视的斜视角大,所以需要手术治疗。患儿融合力不好,戴三棱镜没有帮助。有各种手术方法,用于治疗先天性外斜视,多数医生主张进行双侧内直肌的对称性后退术,或者进行单眼内直肌后退术和外直肌切除术。手术前应该对以下问题进行充分考虑和确认：

(1)散瞳验光：无明显屈光不正。

(2)眼底检查：散瞳检查眼底，未发现异常。

(3)不存在弱视或者弱视已经治疗。

(4)斜视角稳定。

(5)其他治疗方法不合适或者试用过已经失败。

如果发现早，并且及时手术矫正，双眼视觉可以较好地恢复。如果在视觉发育的关键期发现和治疗弱视，正常视力可以保持。

52. 什么是假性外斜视和 Kappa 角

假性外斜视是指眼位正常，但看起来眼向外斜的一种眼部情况。假性外斜视是由于双眼瞳孔之间的距离过宽或正 Kappa 角造成的假象。

Kappa 角是视轴和瞳孔中心线之间的夹角。视轴是从观察的物体延长到眼内节点的直线。瞳孔中心线是瞳孔中央垂直于角膜平面的一条假想线。正常情况下，Kappa 角很小，用角膜映光法检查时，角膜反光点在角膜中央（图30，a）。如果 Kappa 角较大，角膜反光点不在角膜中央，偏向颞侧或鼻侧，如果偏向鼻侧，称为正 Kappa 角，出现眼球向外偏斜的假象（图 30，b）。如果偏向颞侧，称为负 Kappa 角，出现眼球向内偏斜的假象（图 30，c）。

假性外斜视可以出现在任何年龄，家长常常因为孩子出现这

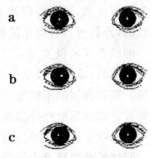

图30　用角膜反光法检查 Kappa 角

(a. Kappa 角很小；b. 正 Kappa 角；c. 负 Kappa 角)

种情况，而求助于眼科医生。

医生检查时，可发现孩子有较大的 Kappa 角，角膜反光点位于瞳孔中央的鼻侧。但在遮盖-去遮盖试验中，眼球不出现运动。

假性外斜视的常见原因之一，是黄斑向颞侧移位合并于早产性视网膜病变。在有黄斑异位的病例，眼底镜检查可以发现黄斑向颞侧移位。其他原因，还有双侧眼眶距离过宽，脸面狭窄，眼球突出等。

假性外斜视不需要治疗。但是，被怀疑为假性外斜视的患者，应该进行全面眼科检查，并且进行追踪观察，因为真正的斜视可能以后发生。例如，较大的正 Kappa 角可能隐藏内斜视，而负 Kappa 角可能隐藏外斜视。

53. 什么是间歇性外斜视

间歇性外斜视，是由外隐斜视过度到外显斜视的一种斜视。外隐斜视是指双眼睁开向前看时眼位正常，但当一只眼被遮盖时，融合反射被破坏后出现的外斜视。在外隐斜阶段，患者有双眼黄斑中心凹注视，后来逐渐发展为间歇性外斜视。此时，偏斜有时是显性的（外斜视），有时是隐性的（外隐斜视）。

间歇性外斜视发生在儿童，是由于视觉系统没有发育成熟。斜视出现时，偏斜眼接受的影像在视皮质被暂时抑制，故不会出现复视。随着抑制的不断增加，间歇性外斜视最终将发展为恒定性外斜视。如果间歇性外斜视发生在年龄较大的儿童和成年人，在偏斜由隐性变为显性时，可能出现复视。

间歇性外斜视发生较早，25％～40％的病例发生在 2 岁以前。

外斜视比内斜视少见，发生的比率为 1：3～4。女性患者占 63％～70％。间歇性外斜视在所有外斜视患者中占 80％，为最常见的外斜视。

54. 根据间歇性外斜视的发展可分为几期

(1) 1 期:注视远处物体或当一只眼被遮盖时,出现外斜视。去遮盖后,眼位很快恢复正常。看近处物体时眼位正常。最初发生在患儿疲劳、生病或注意力不集中时。患儿可能有复视,常闭一只眼以减轻症状。

(2) 2 期:看远处物体时外斜视出现频率增加。看近处物体时出现外斜视。

(3) 3 期:看远和看近处物体时都出现恒定性外斜视。

55. 间歇性外斜视有几种类型

(1)基本型:偏斜角小于 10 三棱镜度,看远和看近时的偏斜角相同。多见于年龄较大患者。

(2)集中不足型:看近时的斜视角大于看远时的斜视角。多见于年龄较大患者。

(3)分散过强型:看远时的斜视角大于看近时的斜视角。为年幼儿童间歇性外斜视中最常见的一种类型。

56. 间歇性外斜视有哪些临床特征

(1)看远处物体时,有明显外斜视,斜视角不稳定。看近处物体或注意力集中时,眼位正常。外斜视常常出现在眼疲劳或注意力不集中时,特别在长期近距离工作之后。

(2)间歇性外斜视多为交替注视,双眼视力正常,不发生弱视。发展到第三期,转变为恒定性外斜视后,可出现不同程度的弱视。

(3)有些年龄较长的患儿,出现水平的交叉复视,即右眼看到的影像在左边,左眼看到的影像在右边。如果外斜时不出现复视,说明患儿出现抑制和(或)异常视网膜对应。

(4)有些患者主观上能够感知眼球向外偏斜,然后有意识地加强集中,恢复双眼单视。

(5)有些患者可能感觉到所看物体变小和变近。这种现象的发生,是由于他们在运用调节性集中控制向外偏斜的眼球时,调节发生变化所致。

(6)儿童在亮光下闭上一只眼,可能是真正外斜视的先兆,家长可能会注意到这种现象。虽然有各种理论对这种现象进行解释(如眩光妨碍融合等),但实际上还没有完全弄明白它发生的真正原因。

(7)某些患者可能注意到受累眼的视野暂时性扩大,被称为全景视野。

(8)用眼时或长时间用眼后感到不舒服,如头痛、阅读困难、眼疲劳等。

(9)屈光状况多为近视和正视。有人报道,在间歇性外斜视中,70%有近视眼。近视眼患者调节能力下降,可能是发生外斜视的原因之一。

57. 怎样早期发现和预防间歇性外斜视

对于年幼儿童,间歇性外斜视延误治疗,不至于像其他斜视那样,产生永久性视力丧失的严重后果。因而,早期确诊间歇性外斜视,将其与产生弱视和引起正常双眼视觉丧失的外斜视区分开,就变得非常重要。如果暂时不需要治疗,应该密切观察,注意外斜视的变化。一旦出现影响学习的症状,应该及时治疗。观察的内容和方法如下:

(1)斜视角:为了评估和监控间歇性外斜视的进展,该项检查十分重要。

①主观方法。由家长评估孩子的斜视角。

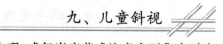

●控制良好:罕见偏斜出现,或仅当疲劳或注意力不集中时出现,或看远处物体时出现。

●控制好:每天偏斜出现少于 5 次和仅在看远处物体时出现。

●控制尚可:每天偏斜出现超过 5 次和仅在看远处物体时出现。

●控制不好:在看远和看近处物体时,偏斜都经常出现。

②客观方法。近立体视敏度检查,是对偏斜控制和融合恶化的客观测量方法。但近立体视敏度和远偏斜角的控制程度之间没有很好的相关性。

(2)弱视:根据患儿年龄,选择适当的方法定期检查视力。间歇性外斜视患者发生弱视的机会远比内斜视的患者少。弱视的类型通常为屈光参差型和非斜视型。屈光参差的评估是眼部检查的重要组成部分,因为双眼视力不相等,妨碍双眼融合和导致对外斜视控制力的进行性恶化。已经有研究报告称,高度近视眼的病例在进行光学矫正后,外斜视减轻或消失。

58. 如何用非手术方法治疗间歇性外斜视

(1)矫正屈光不正:对于年龄小的患者,应该充分矫正近视、屈光参差、散光。因为戴近视(负球)镜片,通过增加调节性集中,有助于控制外斜。治疗效果在很大程度上取决于患者的 AC/A 比值。AC/A 比值较大,作用较大。各种研究证明,加负镜片不仅能够改善融合的质量,而且能够定量减少偏斜角。对于有 5～15 三棱镜度外斜视的年幼儿童,加 2～4 屈光度的负镜片很有帮助。

(2)三棱镜疗法:利用三棱镜对影像的移位,抵消外斜的度数,帮助融合功能的改善。对于 20 三棱镜度左右的小角度的外斜视,加三棱镜有助于控制和解除视力疲劳的症状。三棱镜疗法常配合主动视觉治疗。

(3)主动视觉治疗:帮助消除抑制,加强融合功能,矫正异常视网膜对应。正位视训练和视觉治疗总的成功率据估计为 59%。

常用方法如下：

①集中(辐辏)训练。对于集中不足型间歇性外斜视，可以通过集中训练增加集中能力，减少外斜。最简单的方法是令患者手持一根铅笔，注视铅笔一端的橡皮，由远移向眼前，到不能融合出现复视为止。每天如此反复训练多次，至集合近点到10厘米之内为止。

②同视机训练。用同视机进行脱抑制、分散和集中训练。需要在医院进行。

59. 手术治疗间歇性外斜视

在非手术治疗不奏效和偏斜度增加的情况下，才可考虑手术。除斜视度非常大和经常出现偏斜之外，很少在4岁以前进行手术。因为早期手术可能增加发生恒定性内斜视的危险。

间歇性外斜视的手术指征如下：

(1)对外斜视控制不良：所谓控制不良，是指间歇性外斜视的偏斜出现时间至少达到50％。

(2)对外斜视控制的恶化：连续观察，发现偏斜角扩大，远和(或)近立体视觉进行性恶化，偏斜出现后再融合的能力进行性下降或丧失，这些都说明控制恶化，应该考虑手术。

(3)出现难以忍受的复视：这种情况也是手术指征。

(4)严重视力疲劳：视轴训练不成功，有严重视力疲劳症状可考虑手术。

归纳起来，1期密切观察，不进行手术；2期可考虑眼外肌手术；3期手术矫正外斜视。

手术方式以双眼外直肌后退术为主，如果斜视度大，可以加一只眼的内直肌切除术。

没有和手术有关的特殊并发症，但有眼肌手术的一般并发症。如术后并发症：矫正过度、矫正不足、向侧面看出现复视等。

60. 间歇性外斜视的预后如何

有研究者对未治疗的间歇性外斜视患者进行数年的观察,发现75%的患者恶化,25%的患者保持不变或好转。恶化是指外斜视的出现频率和偏斜程度的增加。好转是指融合力重新建立,间歇性外斜视变成外隐斜。如果对间歇性外斜视不进行治疗,可发展为恒定性外斜视。年幼儿童的恒定性外斜视,有发生弱视和丧失融合力的危险。

间歇性外斜视手术的成功率,估计为46%。影响手术成功率的因素有:

(1)有些医生认为在4岁前做矫正手术效果较好,发生弱视的危险也小。但是,对于年龄小的儿童,稍微过矫一点,就有增加双眼黄斑注视功能丧失的危险。

(2)融合力好的患者手术效果较好。

(3)手术后继续进行屈光矫正,效果较好。

(4)有顽强的近融合力,预示手术后效果较好。

61. 什么是恒定性外斜视

恒定性外斜视,指斜视度比较稳定的外斜视,由间歇性外斜视发展而来,或发病时即为恒定性外斜视(图31)。根据发病机制可分为以下几类:

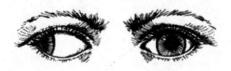

图31　右眼恒定性外斜视

(1)分散过强型外斜视:看远时的斜视角大于看近。当患者不固定注视特定目标时出现明显外斜视。斜视角一般比较稳定,AC/A比值高。常需手术治疗,手术方式以双眼外直肌后退为主。

(2)集中不足型外斜视:看近处物体时的斜视角大于看远处物体时,AC/A比值低,单眼内转功能正常,双眼单视功能易遭破坏。集中训练有一定效果。训练无效应该及早手术,手术方式以内直肌切除术为主。

(3)基本型外斜视:看远和看近时的斜视角基本上一样,AC/A比值正常。治疗以手术为主。手术方式,有人主张以加强内直肌为主,也有人主张减弱外直肌联合加强内直肌。

十、先天性眼球震颤

1. 什么是眼球震颤

眼球震颤是指双眼不自主的、有节律的往返运动。它减少物像在黄斑中心凹的停留时间,故而使视力下降(图 32)。

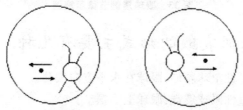

图 32　眼球震颤时物像在黄斑部摆动示意图

眼球震颤常由视觉、眼外肌、内耳迷路或中枢神经系统疾病引起。除病理性眼球震颤之外,还有生理性的(正常的)眼球震颤,例如,我们坐在火车上,通过车窗观看铁路边上的电线杆,我们的眼睛随着电线杆向后移动而向一侧转,然后快速向相反的方向转动,开始看下一根电线杆,如此反复,形成眼球震颤。

2. 眼球震颤的节律主要有几种

眼球震颤的节律主要有两种(图 33):

(1)摆动型眼球震颤:眼球往返运动的振幅和速度相等,类似钟摆。

(2)冲动型眼球震颤:眼球往返运动的速度不同,一侧为慢相,另外一侧为快相。眼球向一侧缓慢转动,然后向另外一侧快速转动。

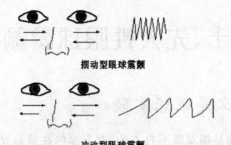

摆动型眼球震颤

冲动型眼球震颤

图33　眼球震颤节律示意图

3. 眼球震颤的形式主要有几种

(1)水平性眼球震颤:眼球在水平方向摆动。

(2)垂直性眼球震颤:眼球上下摆动。

(3)旋转性眼球震颤:眼球按顺时针方向或逆时钟方向摆动。

(4)混合性眼球震颤:由上述2～3种形式组合而成的摆动。

4. 眼球震颤可分为几类

各种眼球震颤的分类方法多达40余种,但是,主要可分为两大类:

(1)先天性眼球震颤:先天性眼球震颤,照理说,应该发生在出生时,实际上,多数先天性眼球震颤的病例发生在出生后数月之内。出生6个月前发生的眼球震颤,称为先天性眼球震颤。

(2)后天性眼球震颤:出生6个月后发生的眼球震颤,称为后天性眼球震颤。

①眼性病理性眼球震颤。例如,职业性眼球震颤,为长期在照明不足的环境中工作所致,如矿工、雕刻工人、排版工人等。表现

为速度快的摆动型眼球震颤,垂直型和旋转型多见。

②迷路性病理性眼球震颤。耳部迷路和前庭神经发生病变时,出现冲动性眼球震颤,多为水平性,也有旋转性。

③中枢性眼球震颤。中枢神经系统疾病所致,为冲动型眼球震颤,多为水平性,垂直性和旋转性少见。

后天性眼球震颤患者有震动幻视(晃视感),即感觉周围环境在晃动。而先天性患者通常没有这种感觉。

5. 眼球震颤对患者有什么影响

眼球震颤的影响因人而异,不可一概而论,普遍的严重影响是视力下降。实际上,在社会上多数眼球震颤患者,被当成部分失明的患者来处理,而且所有眼球震颤患者都难以取得汽车驾驶执照。眼球震颤对患者的具体影响如下:

(1)眼球震颤使视力严重下降,下降程度因人而异,与发病原因有关。

(2)眼球震颤患者远视力不好,但多数患者有足够的维持独立日常生活的视力。多数患者能够阅读印刷体的小字,但往往靠得很近。

(3)随着紧张、疲劳、神经过敏等情绪变化,一天中视力水平也发生变化。

(4)眼球震颤患者在过马路和在人多的地方(如超级市场、机场和车站)行走有困难,过马路时比正常人危险。

(5)视力随视角的变化而变化,有些患者存在所谓"零点",在这个位置,眼球震颤程度最轻,视力最好(图34)。零点也被称为无震点或零带。患者为了充分使用零点,常将头部转向特殊的方向。

(6)眼球震颤不能用眼镜或接触镜矫正。当然,如果有屈光不正,戴矫正眼镜对改善视力会有帮助。

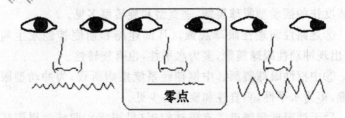

图 34   眼球震颤的"零点"示意图

（7）眼球震颤患者的深度觉下降，动作不稳定和笨拙。

（8）有眼球震颤的儿童阅读缓慢，因为他们需要时间进行扫描，一定要把这种情况和阅读能力差进行区别。因此，有眼球震颤的学生在测验和考试时，需要给他们更多的时间。

（9）可能由于深度觉不好，身体的平衡受到影响，患者上下楼梯和走粗糙不平的路面比较困难。

（10）由于视力不好，往往缺乏自信，难以通过眼神交流感情，影响社交活动。

6. 什么是先天性眼球震颤

先天性眼球震颤，又称婴儿型眼球震颤。顾名思义，为出生后不久出现的一种眼球震颤，通常发生在出生后 2～3 个月。

先天性眼球震颤有两种基本形式：冲动型和摆动型。震颤的幅度和频率变化很大。通常为水平性摆动型眼球震颤，但也有垂直性和旋转性摆动型，混合型少见。和后天性眼球震颤一样，其特征为不自主的、有节律的、往返的眼球运动。注视距离不同，注视方向不同，单眼注视或双眼注视，引起的眼球震颤的波形、波幅和频率不同。

因为发生早，大脑能够对运动进行抑制，因此，先天性眼球震颤患者没有振动幻视。

7. 先天性眼球震颤如何分类

先天性眼球震颤有各种分类法,文献中使用较多的是 1967 年 Cogand 的分类方法:

(1)先天性运动缺陷型眼球震颤:这种眼球震颤通常存在于双眼,而且是对称性的。发生在婴儿出生后的第 1 个月,通常出现在 2～4 月龄。常为性连锁隐性遗传。患儿常运用代偿性头位以减轻眼球震颤。患儿视力相对较好(0.4 左右或更好),特别当患儿会使用代偿头位时。

近来,这类眼球震颤的名字在文献中越来越少见。取而代之的是"先天性特发性眼球震颤"或"特发性婴儿型眼球震颤",含义是在出生时或出生后不久发病,没有眼部和脑部的其他健康问题,发病原因不明。

(2)先天性知觉缺陷型眼球震颤:继发于新生儿注视反射的缺乏。任何导致新生儿双眼视力下降的疾病,均可引起知觉缺陷型眼球震颤。例如,先天性白内障、角膜混浊、先天性视神经发育不全或萎缩、先天性视网膜疾病等。

先天性知觉缺陷型眼球震颤,比先天性运动型眼球震颤发病晚。知觉缺陷型眼球震颤患者出现代偿性异常头位者罕见。这个分类名词多数文献仍旧在使用。

知觉缺陷型眼球震颤的运动模式,除震颤幅度较大和具有搜寻特征的注视不佳之外,与先天性运动缺陷型眼球震颤难以区别。记录眼球运动的资料显示,仅依靠波形区别上述两种不同的眼球震颤并不可靠。因此,对先天性眼球震颤的婴儿,主要应该评估初始发病的原因。

8. 什么是先天性眼球震颤的三个亚型

先天性眼球震颤的表现复杂和多样,至今没有统一的分类方法。因此,对于下述情况,有的学者认为,是先天性眼球震颤的特殊表现。另有学者认为,是需要和先天性眼球震颤作鉴别诊断的其他眼球震颤。也有些学者认为,是先天性眼球震颤存在的3种亚型。

(1)周期性交替性眼球震颤:这种眼球震颤的特点是,周期性交替出现,最常见的周期时间为90秒,也可短至30秒或长到6分钟。眼球震颤存在零点,患者在阅读时为了利用零点会改变头位。该病常常合并白化病。

(2)隐性和显性隐性眼球震颤:双眼注视时没有眼球震颤,当遮盖一只眼时,双眼出现冲动型眼球震颤,快相朝向未遮盖眼的方向,称为隐性眼球震颤。隐性眼球震颤仅见于先天性眼球震颤。

更常见的是所谓显性隐性眼球震颤,双眼注视时有眼球震颤,遮盖一只眼时加重,如幅度增加。显性隐性眼球震颤有显性眼球震颤的特点(双眼注视时,出现明显眼球震颤),又有隐性眼球震颤的特点(遮盖时加重)。

隐性眼球震颤常见于先天性内斜视矫正手术之后,可能由于异常的双眼相互干扰所致。单眼视力丧失,可发生显性隐性眼球震颤。这两种眼球震颤常并发于先天性内斜视,也可和其他类型斜视并存。

(3)点头痉挛:主要表现在三方面:①眼球震颤。单眼或双眼非对称性眼球震颤,单眼水平眼球震颤多见。②点头。多数病例不出现点头的症状。③歪头。给人的印象不是非常深刻。

通常发病于6月龄至3岁,于2~8岁期间消失,预后好。点头痉挛的发病原因不明。视交叉的神经胶质瘤可引起点头痉挛,需要做CT扫描和磁共振成像(MRI)进行排除。

9. 引起先天性眼球震颤的原因有哪些

(1)先天性运动缺陷型眼球震颤(特发性婴儿型眼球震颤)为原发性眼球运动控制中心异常所致。有证据显示和遗传有关,多为性连锁隐性遗传,但也有常染色体显性遗传。

(2)先天性知觉缺陷型眼球震颤与很多眼病有关,如:

①早期的视力剥夺(通常为双眼)。如先天性白内障、严重先天性青光眼、彼德异常(Peters anomaly)。彼德异常又称眼齿综合征,眼部可有青光眼、角巩膜葡萄肿、虹膜缺失,晶状体异位等。

②黄斑中心凹发育不全。如无虹膜、白化病等。

③视网膜疾病。如利伯(Leber)先天性黑矇、色盲、黄斑弓形虫病(特别当双眼发生时)等。

④视网膜脱离。如严重的早产儿视网膜病变、后极部原发性玻璃体增生、家族性渗出性视网膜玻璃体病变等。

⑤视神经异常。如视神经发育不全、缺损、萎缩等。

⑥视皮质异常。中央神经系统结构性异常或周边神经病变导致的视皮质损害。

(3)周期性交替性眼球震颤常合并白化病。异常表现有:眼部色素异常、黄斑中心凹发育不全、高度散光等。

(4)隐性眼球震颤常见于先天性内斜视手术矫正之后,可能由于异常的双眼相互干扰所致。应该使用偏光镜或高度负镜片,使一只眼在视物模糊的情况下检查视力,以避免医源性视力下降。

(5)点头痉挛的发病原因不明。有些研究发现,某些点头痉挛的儿童和生活水平低、存在斜视和屈光不正有关。视交叉神经胶质瘤在侵犯前视路前可伴有类似的眼球震颤。

10. 先天性眼球震颤发病年龄有哪些特点

(1)眼球震颤发生在出生时或出生后 2 个月内,多为神经系统功能障碍所致的先天性运动缺陷型眼球震颤(特发性婴儿型眼球震颤)。先天性知觉缺陷型眼球震颤多发生在出生后 2~3 个月。为了确诊这些病例,需要详细检查视觉系统。合并白化病的眼球震颤的特点和特发性婴儿型眼球震颤类似,但通常发生在出生 2 个月后。

(2)眼球震颤发生在出生 6 个月之后,被认为是后天性眼球震颤,即后婴儿期或儿童期眼球震颤,预后不良。例外的是点头痉挛,它发生在 4 月龄至 3 岁的儿童,通常发生在 1 岁之内,可自行消失,预后好。

(3)隐性或显性隐性眼球震颤常被发现在出生头几个月之后,常合并有先天性斜视,根据独有的特征可以确诊。

11. 先天性眼球震颤与弱视有什么关系

先天性眼球震颤患者中,普遍存在弱视,发生率高达 86.7%。其中视力在 0.1 或单眼视力在 0.1 以下的占 20.2%;视力 0.2~0.5 的占 52.3%;视力 0.6~0.8 的占 14.2%。先天性眼球震颤多为双侧性,故弱视亦多为双侧性。

12. 先天性眼球震颤的病史有哪些特点

(1)白化病引起的婴儿型眼球震颤,可有阳性家族史和常有畏光的症状。

(2)有先天性斜视的病史,增加诊断隐性或显性隐性眼球震颤的可能性。

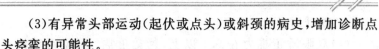

(3)有异常头部运动(起伏或点头)或斜颈的病史,增加诊断点头痉挛的可能性。

(4)有先天性眼球震颤病史的年长儿童和成年人,即使眼球震颤非常严重,也没有振动幻视,但常有调节功能障碍的症状和体征,包括视力疲劳、头痛、不愿做近距离工作、流泪和视物模糊等。

(5)特发性婴儿型眼球震颤和各种类型的知觉缺陷型眼球震颤,都有家族遗传模式。多见性连锁隐性遗传,但也有常染色体显性遗传。国内报道有4种遗传方式:

①性连锁显性遗传。多见,连续传代,男性患者仅传给女儿,女性患者的子女各约半数发病。

②性连锁隐性遗传。发病率仅次于前者,仅见于男性。女性携带,男性发病。

③常染色体显性遗传。少见,父母一方有病,子代约50%发病,连续3代以上。

④常染色体隐性遗传。少见,仅患者的同胞发病,其他家庭成员正常。

(6)中枢神经系统疾病可引起其他类型的眼球震颤,必须予以关注。出现发育迟缓或其他神经系统功能障碍,家长应该立即带孩子到内科或神经科检查。

13. 先天性眼球震颤有哪些临床特征

(1)在出生6个月以内发病,或者发病时间不确定。

(2)眼球震颤几乎都是双侧的、对称的和共轭的。约97.5%的病例为水平性眼球震颤。睡觉时眼球震颤消失。

(3)无震动幻觉。即使有严重眼球震颤,亦无震动幻觉,这是和后天性眼球震颤鉴别的要点。

(4)努力注视、注意、焦虑时眼球震颤强度(指震颤的频率和幅度)增加,眼球集中时眼球震颤减轻。

(5)眼球的运动无障碍。

(6)双眼矫正视力在 0.1 以上,色觉正常。日常活动没有困难。

(7)震颤的强度发生变化,在"零点"位置,震颤不明显,视力最好。为了用零点注视,常出现代偿性异常头位。

14. 诊断先天性眼球震颤需要做哪些检查

(1)检查视力:使用偏光镜或高度负镜片,在使一只眼视物模糊的情况下,检查对侧眼的视力,以避免医源性视力下降。远视力和近视力都要查。

(2)一般眼部检查:发现或除外合并存在的其他眼部异常。

(3)散瞳验光和检查眼底:确定是否伴有屈光不正和视网膜或视神经异常。婴儿可能需要在全身麻醉下进行检查,以充分评估眼底的结构。

(4)检查眼球震颤的形式和方向:为分类和发现发病原因提供参考。

(5)检查代偿性异常头位:帮助分类和诊断。

(6)特殊检查:必要时做超声波检查、视网膜电流图检查、视觉诱发电位(VEP)检查和肌电图检查等。做这些检查时可能需要给镇静药。

15. 治疗先天性眼球震颤的目的是什么

(1)制止或减轻眼球震颤。

(2)纠正代偿性异常头位。

(3)改善视力。

16. 治疗先天性眼球震颤有哪些非手术治疗法

（1）对治疗眼球震颤的有效药物，为刺激神经递质系统的促效药或抑制药，如伽巴氯芬（马氨基丁酸）（Gamma-aminobutyric acid，GABA）。目前只发现氯苯氨丁酸（baclofen）对有自发性婴儿型眼球震颤病史的成年患者有一定作用。此药在美国尚未被批准用于儿童。

（2）在肌电图的监视下，将肉毒杆菌毒素注射到需要减弱的肌肉内。治疗结果和手术类似，但作用时间短，仅数周或数月。因为有上睑下垂、复视等不良反应，而且需要重复注射，很难使患者满意。

（3）有些医生注意到戴接触镜可以使婴儿型眼球震颤减轻。作用机制可能为影响到三叉神经的传出途径。对于高度屈光不正的患者来说，可能由于避免眼球运动时眼镜引起的变形，增加黄斑中心凹注视的时间。

（4）有些先天性眼球震颤患者，配戴三棱镜后视力增加和消除异常头位。例如，双眼戴底朝外的三棱镜，可刺激集中使眼球震颤减轻，视力增加。

（5）其他方法，如听觉生物反馈疗法、针刺疗法、头和颈部皮肤刺激等方法，能够减轻有婴儿型眼球震颤病史的经过选择的成年患者的眼球震颤。

（6）先天性眼球震颤患者合并弱视的高达 86.7％，故治疗眼球震颤的同时应该治疗弱视，但是，弱视治疗的效果往往不佳。

17. 有哪些手术方法可以治疗先天性眼球震颤

斜视手术被用于治疗某些类型的眼球震颤,取得不同程度的成功。

(1)Anderson 或 Kestenbaum 手术:进行双眼水平配偶肌的后退术,把双眼移动到零点,以减轻眼球震颤和异常头位。用于治疗特发性婴儿型眼球震颤。

(2)用 4 条水平直肌后退术治疗眼球震颤,取得初步效果。

(3)偶尔用手术治疗上斜肌的肌纤维颤搐,以减轻眼球震颤。

(4)试用中的手术数量繁多,说明到目前为止,还没有一种手术的治疗效果令人满意。对先天性眼球震颤的治疗,包括非手术疗法和手术治疗,真正达到治愈的目标,需要进一步研究和探索,还有很长的路要走。

十一、先天性上睑下垂

1. 什么是先天性上睑下垂

在向正前方注视时,上睑缘向下移位,超过正常位置,部分或完全不能上提,称为上睑下垂。上睑下垂发生在出生时,或出现在1岁以前,称为先天性上睑下垂(图35)。先天性上睑下垂通常出现在出生时,但有时候到几岁时才出现明显症状。严重病例,下垂的眼睑部分或完全遮盖瞳孔,影响视力,可导致弱视的发生。

上睑下垂可发生在单眼,也可发生在双眼。有 70%～75% 的先天性上睑下垂病例,仅发生在一只眼。先天性上睑下垂的多数病例,是孤立的问题,仅影响外观,不影响视力和健康。但是,任何上睑下垂,发生超过数天

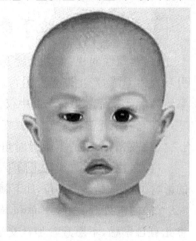

图35 右眼上睑下垂

或数周,可能预示有严重的疾病问题,需要进行神经科和内科检查。

如果上睑下垂影响视力,应该及早手术矫正,以免引起弱视。

2. 先天性上睑下垂的原因是什么

提上睑肌发育不全,是大多数先天性上睑下垂发生的原因。

通过组织学检查,可发现肌腹内的正常肌肉和腱膜被纤维和脂肪组织取代或渗透。在严重病例,手术时几乎分辨不出肌肉成分。说明先天性上睑下垂,是继发于肌肉结构异常的局部缺陷,提上睑肌减弱或丧失收缩和松弛能力所致。

少数病例,神经或神经肌肉连接点的功能障碍,提上睑肌的神经支配被破坏,也可引起先天性上睑下垂。

大多数先天性上睑下垂的发病原因是自发的。先天性上睑下垂可因常染色体显性遗传而发生。家庭成员的发生率提示,遗传或染色体的缺陷与先天性上睑下垂有关。

3. 先天性上睑下垂有什么危害

(1)遮盖性弱视:如果上睑下垂阻挡视线,影响孩子看东西,将引起视力下降,产生遮盖性弱视。在上睑下垂患者中,弱视的发生率约为20%,而在一般人群中仅为2%～3%。

(2)斜视:上睑下垂患者斜视的发生率高达32%。

(3)散光:下垂的上眼睑对角膜的压迫,可引起散光。

(4)眼性斜颈:先天性上睑下垂患儿,为了避免上睑下垂对视力的影响,常采取特殊的头位,如下颌上抬,久而久之,引起眼性斜颈。

(5)影响外观:上睑下垂和异常头位常常影响患儿的外观,使患儿有自卑感,不愿意参加社交活动。

上睑下垂的儿童常伴有弱视、斜视、屈光不正等,这就是先天性上睑下垂需要早期诊断和治疗的主要原因,也是将其列入本章的原因。

4. 怎样采集先天性上睑下垂患儿的病史

所有单眼或双眼上睑下垂的儿童都需要眼科全面检查,包括完整的病史、家族史、药物和过敏反应史,以及全身的系统检查。

(1)全家福照片有助于确定上睑下垂发生的时间,也有助于医生检查其他家庭成员的眼部情况。如果有家族史,容易明确先天性上睑下垂的诊断,免去很多进一步的检查。

(2)严重病例需要手术,手术前医生必须了解是否使用过抗凝血药和有无出血性疾病,以避免手术中发生并发症。还要了解恶性高热和心脏病史,以免发生麻醉意外。上睑下垂、Kearns-Sayre综合征、慢性进行性眼外肌麻痹可能伴有心脏传导障碍。

(3)伴有斜视的波动性上睑下垂的病史,预示患儿可能有重症肌无力。

(4)仔细询问癌症家族史,因为转移或原发眼眶内肿瘤可导致眼睑位置异常。

(5)有眶壁骨折的外伤史,可导致假性上睑下垂和眼球内陷。外伤引起的动眼神经麻痹也可引起上睑下垂。

(6)了解药物和过敏史也很重要。过敏反应可导致眼睑肿胀和上睑下垂。

5.先天性上睑下垂患者要进行哪些检查

所有上睑下垂患儿都需要进行眼部全面检查,检查的重点如下:

(1)视力:选择和年龄相适应的方法仔细检查视力。对于婴儿,观察其注视和双眼分别追随物体运动的情况以评价视力。过去认为,单纯上睑下垂不会引起弱视,只能引起屈光参差和斜视。但最近的研究证明,单纯的上睑下垂可以引起弱视。因此对弱视要及时发现和治疗。

(2)屈光:所有上睑下垂的儿童都需要散瞳验光,因为上睑下垂可引起散光,进而引起屈光参差。明显的屈光不正需要矫正。

(3)眼位:观察是否存在斜视,如果有斜视,在上睑下垂矫正术时,可同时做斜视矫正术。

(4)眼底:所有上睑下垂的儿童都应该散大瞳孔检查眼底,观察是否有眼底病变和异常。

(5)视野:年龄较大、能够接受视野检查的儿童,可进行视野检查,以判断周边和上部视野是否受影响。

(6)眼前节:用裂隙灯检查,观察是否有角膜和晶状体异常。

(7)眼压:必要时用眼压计测量眼压。

(8)眼球突出度:用眼球突出计测量眼球突出或内陷的程度。

(9)角膜敏感度:用毛发刺激,以检查角膜敏感度。

(10)虹膜和瞳孔:检查双眼的瞳孔大小和虹膜颜色的差别,检查是否存在 Horner 综合征。

(11)眼睑和眶缘:进行仔细的触摸,以发现是否有眼睑和眶缘的肿块。眼睑肿瘤由于重量可引起上睑下垂。

(12)泪液功能:如果怀疑有泪液分泌的问题,应该滴荧光素后在裂隙灯下检查角膜、泪膜和泪膜破裂时间。有干眼症状,可做 Schirmer 试验,即把滤纸条夹在下睑中间和外三分之一结合处,在一定时间内观察泪液润湿纸条的长度。

(13)Bell 现象:令患者闭眼,检查者用手分开上下眼睑,如果眼球此时上转,说明存在正常的 Bell 现象。该项检查能够帮助医生判断眼睑手术后,是否存在暴露性角膜炎的危险。

6. 如何对上睑下垂的程度进行观察和测量

(1)上睑高度

①观察。观察眼睑的水平位置,与对侧眼睑进行比较。观察眼睑皱褶是否存在,眼睑皱褶消失常伴有提上睑肌功能不好。如果眼睑皱褶存在,但高于正常(正常眼睑皱褶距睑缘 8～10 毫米,睑缘在角膜缘上方)和下垂上睑的眼睑沟位于一边,可能是提上睑

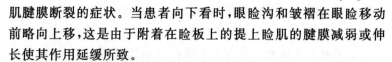

肌腱膜断裂的症状。当患者向下看时,眼睑沟和皱褶在眼睑移动前略向上移,这是由于附着在睑板上的提上睑肌的腱膜减弱或伸长使其作用延缓所致。

②测量。上睑下垂可分为3级:下垂1～2毫米为轻度;下垂2～3毫米为中度;下垂≥4毫米为重度。

●令患者放松额肌和向前注视,测量上睑下垂的程度。以角膜上缘为测量的基线,正常上睑缘在角膜上缘下0.5～2毫米,在向上和向下注视时,大致也如此。角膜垂直径大约为11毫米,因此,患者有3.5毫米的上睑下垂将分裂视轴。假定视轴到上角膜缘为5.5毫米(上角膜缘下2毫米为正常睑缘位置,加3.5毫米的上睑下垂,等于5.5毫米)。

●应用角膜反光点和睑缘之间的距离估计上睑下垂的程度。例如,睑缘在反光点上约1.5毫米,估计有2～3毫米的上睑下垂。

(2)提上睑肌功能

①观察。

●如果眼睑运动不好,但有眼睑皱褶,说明提上睑肌存在某种程度的功能。令患者向下看,检查者翻开患者的上睑,然后放回,如果上睑不能回到正常位置,说明提上睑肌功能不好。没有眼睑皱褶说明提上睑肌功能丧失,但有些亚洲人例外。

●提上睑肌功能异常的患者,上睑活动幅度减少,不能正常上抬和下移。在向下看时,出现上睑延缓的现象,眼睑高于对侧正常眼睑。上睑下垂手术将加重这种现象,因此,手术前医生要对患者及家长讲清楚。

●提上睑肌腱膜断裂引起上睑下垂,提上睑肌的功能是正常的,上睑的下垂程度在向上和向下注视时相同。医生利用这种现象区别真正的先天性上睑下垂和早期后天性上睑下垂。

②测量。检查者用手压紧受检者的额部,使额肌不能收缩,在眼睑前瞳孔平面上置一个米尺,令受检者用力向上和向下看,测量

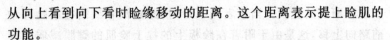

从向上看到向下看时睑缘移动的距离。这个距离表示提上睑肌的功能。

通常将提上睑肌功能分为 3 级：≤4 毫米为差；5～7 毫米为中等；≥8 毫米为好。一般来说，先天性上睑下垂患儿轻度上睑下垂伴有好的提上睑肌功能，中度到重度上睑下垂伴有中等和差的提上睑肌功能。

对上睑下垂程度和提上睑肌功能的测量需要患者的合作，因此，2～3 岁以上患儿才能进行这些检查。

7. 如何处理轻度上睑下垂的患者

并不是所有先天性上睑下垂的患者都需要手术。对于没有弱视、斜视和头位异常的轻度先天性上睑下垂患者，密切观察即可。重要的是，防止形觉剥夺性弱视的发生。因为弱视一旦发生，到 7～10 岁之后难以治愈，所以发现弱视后，要及时治疗弱视和手术矫正上睑下垂。观察要点如下：

(1)每 3～4 个月观察一次，注意是否有上睑下垂引起的弱视。眼部和面部的连续照相有助于这种观察。

(2)每次复诊要仔细检查头位。如果患者因为上睑下垂加重，而需要采取下颌上抬的头位向前方看，则需要考虑手术治疗。

(3)注意患者是否有上睑下垂压迫眼球引起的散光。

8. 如何选择先天性上睑下垂的手术时机

先天性上睑下垂的手术方法，取决于治疗的目的、诊断和提上睑肌的功能。虽然手术的主要目的是恢复功能，但是美容效果，如双眼睑高度和外形对称，也很重要。

先天性上睑下垂矫正手术，根据上睑下垂的严重程度，在任何年龄进行都可以。但是，如果出现明显弱视或眼性斜颈，则需要早

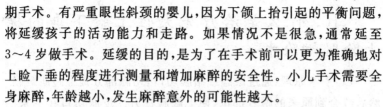

期手术。有严重眼性斜颈的婴儿，因为下颌上抬引起的平衡问题，将延缓孩子的活动能力和走路。如果情况不是很急，通常延至3～4岁做手术。延缓的目的，是为了在手术前可以更为准确地对上睑下垂的程度进行测量和增加麻醉的安全性。小儿手术需要全身麻醉，年龄越小，发生麻醉意外的可能性越大。

患儿有眼干燥症、严重脑神经麻痹、明显眼外肌异常等病史，如严重甲状腺功能亢进引起的眼部病变、双侧提上睑肌麻痹、进行性眼外肌麻痹等，要特别注意手术后避免发生暴露性角膜炎。

9. 先天性上睑下垂在什么情况下需要手术治疗

先天性上睑下垂，通常由纤维和脂肪组织取代提上睑肌的正常肌肉纤维所致。这些纤维和脂肪，使提上睑肌缺乏弹性和功能不好，以及在向下看时，出现兔眼症（闭不上眼）。

上睑下垂的程度和提上睑肌的功能基本上一致。一般来说，轻度上睑下垂（1～2毫米）伴有好的提上睑肌功能（＞8毫米）；中度上睑下垂（3毫米）伴有中等提上睑肌功能（5～7毫米）；重度上睑下垂（＞4毫米）伴有不好的提上睑肌功能（＜4毫米）。

上睑下垂可能很轻，仅遮盖部分瞳孔，或者很严重，遮盖整个瞳孔。轻度上睑下垂，如果没有弱视、斜视和异常头位，可以密切观察而不进行治疗。

严重先天性上睑下垂需要手术治疗。如果上睑下垂不是很严重，通常在儿童3～5岁（学龄前）手术。如果上睑下垂完全遮盖瞳孔，影响视力，为了防止发生弱视，手术年龄要提前。

如果提上睑肌有一定功能，选择提上睑肌切除术。如果患者的提上睑肌没有功能，严重双眼上睑下垂，需要做额部吊缝术。

10. 什么是治疗先天性上睑下垂的提上睑肌切除术

(1)手术原理:通过眼睑或结膜切口,切除部分提上睑肌腱膜,然后缝合到原来的附着部位,使上眼睑提升。皮肤切口在本来的眼睑皱褶内,或在与对侧眼对称的新建立的眼睑皱褶内。根据提上睑肌的功能选择切除量,如果提上睑肌功能大于 4 毫米,但小于 6 毫米,提上睑肌可切除 22 毫米或 22 毫米以上。如果提上睑肌功能为 6~8 毫米,可切除提上睑肌 16~18 毫米。如果提上睑肌功能大于 8 毫米,提上睑肌可切除 10~13 毫米。

(2)适应证:有中度提上睑肌功能的病例。

(3)禁忌证:提上睑肌功能小于 4 毫米的病例,不宜做这种手术,因为手术后常常矫正不足。Bell 现象不正常(眼球上转受限)、角膜的敏感性降低、或泪液分泌不足,也不宜做这种手术,因为手术后可导致暴露性角膜炎。

11. 什么是治疗先天性上睑下垂的额肌悬吊术

(1)手术原理:通过条索把上眼睑和额肌联结起来,额肌抬高带动上睑的上抬(图 36)。大多数病例,手术后出现兔眼。某些严重单眼上睑下垂,为了双眼对称可能需要双眼手术。手术方式有双长斜方形悬吊、单长斜方形悬吊、三角形悬吊等。

(2)适应证:提上睑肌功能少于 4 毫米,严重双眼上睑下垂。

(3)禁忌证:Bell 现象不好、角膜敏感度下降、或泪液分泌功能不好,手术后可能产生暴露性角膜病变。如果非做手术不可,手术后需要密切观察角膜情况。

(4)手术方法:把上睑悬吊到额肌上,使用的材料有多种,如自体阔筋膜、储存阔筋膜（组织库）、非吸收缝线材料（如 2-0 聚丙烯纺织纤维线）、硅酮带等。较少使用的自体材料有掌长肌腱、颞肌筋膜。用自体阔筋膜作为悬吊材料最好，其次为储存的阔筋膜。自体阔筋膜取自 3 岁以上儿童的大腿上。

(5)手术效果：患者手术后数周到数月，睡觉时眼睑不能完全闭合。手术前家长对这种情况应该了解。睡觉时眼睑闭合的情况会逐步好转，晚上需要在眼内涂眼药膏，以防止暴露性角膜炎的发生。

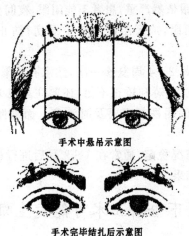

手术中悬吊示意图

手术完毕结扎后示意图

图 36　额肌悬吊术治疗
双侧上睑下垂示意图

12. 上睑下垂手术后要注意哪些问题

(1)提上睑肌切除术和额肌悬吊术后，都将引起兔眼，所以在手术结束时，医生会在下睑置牵引缝线，将下睑向上拉，盖住角膜，防止暴露性角膜病变的发生。

(2)手术后医生会在结膜囊内涂抗菌眼膏和盖眼垫。眼垫需要保持 24 小时。

(3)手术后 1～2 周,要在眼部和缝线上涂抗菌眼膏,防止眼部干燥。

(4)手术后第 1 天,医生要检查眼部,主要观察有无角膜干燥和感染。如果发现眼球表面干燥和角膜上皮缺损,下睑的牵引缝线不能拆除,保留到角膜上皮愈合。

(5)通常在手术后 5～7 天拆除外部缝线,观察矫正情况和有无感染。如果兔眼依然严重,患者不能闭眼,夜间要在涂抗菌眼膏后,用胶布帮助闭眼,或者给眼部盖上湿房(防止水分蒸发的眼罩)。

(6)手术后,每 2～4 周复诊一次,注意有无暴露性角膜病变、感染、肉芽肿形成、过矫和矫正不足,还要注意视力、头位、屈光情况等。任何残余的弱视都需要及时治疗。面部照片有助于这些观察。

(7)手术后情况稳定,通常在 1～2 月后进行最后一次手术后复诊,评价手术结果。

13. 上睑下垂矫正术可能发生哪些并发症

(1)矫正不足:矫正不足是提上睑肌切除术最常见的并发症。常见原因是手术前评估有误,手术时对提上睑肌腱膜的切除不够。少见情况是,手术时出血多,使手术者缝合不当。出血过多和由此引起的瘢痕形成,影响提上睑肌的运动功能,导致矫正不足。缝线放错位置或缝线滑脱,也可引起矫正不足。手术前仔细检查和手术时认真负责,这些并发症是可以避免的。手术后 48～72 小时,切口还没有愈合前,明显的矫正不足和过矫可以调整和修复。

有研究报告称,提上睑肌切除术的成功率为 80%～90%。其余 10%～20%需要再次手术。

有时候,对于严重上睑下垂,额肌悬吊术比较合适,而医生选择提上睑肌切除术。即使切除很长(＞25 毫米)的提上睑肌腱膜，也不能提起上睑,常常需要再做额肌悬吊术。

偶尔,手术操作使提上睑肌产生轻度麻痹,手术后出现矫正不足,但随着时间的推移逐渐好转。为此,再次手术不宜操之过急,数月后再考虑。

额肌悬吊术后矫正不足,需要再次手术。如果有条件,尽可能使用自体阔筋膜。

(2)过矫:中度到重度先天性上睑下垂,发生手术后过矫很少见。如果提上睑肌被无意地缝合到 Whitnall 韧带,过度缩短眶隔,可能发生过矫。如果发生明显的过矫,手术后 1～3 天内可以进行调整。但也可以观察几个月,再考虑修复问题。

(3)眼睑皱褶位置异常:如果皮肤切口位置不对,手术后缝合皮肤时没有把皮肤和眼轮匝肌固定到提上睑肌腱膜上,可能出现眼睑皱褶位置异常。

(4)眼睑变形:提上睑肌切除术很少引起眼睑变形。眼睑的形状靠睑板维持,如果手术造成睑板缺损、缝合不平,或一部分直接缝合在睑板上,另外一部分缝合在睑板前,可能引起眼睑变形。为了取得满意的结果,可能需要手术修复。

(5)暴露性角膜炎:手术后头几周常常发生轻度暴露性角膜炎。对于儿童几乎不是问题,因为角膜上皮修复很快,患儿很快适应新的情况。对于成年人,暴露性角膜炎明显和持续时间长。必要时再次检查泪液功能。一般来说,滴人工泪液、涂抗菌眼膏和夜晚用眼垫盖上眼睛等措施可以解决问题。如果暴露性角膜炎继续存在,可考虑暂时堵塞泪小点。额肌悬吊术和提上睑肌切除术切除量大,术后容易引起兔眼。手术前患者和家长必须了解这个情况,以便在手术后,睡觉时采取预防暴露性角膜炎的措施。

(6)角膜擦伤:在缝合睑板和结膜表面时,如果不注意,可能引起角膜擦伤。缝合后应该检查缝线,确保缝线不暴露。手术时注意保护眼球和角膜。

(7)眼睑迟滞：即向下注视和闭眼时上睑迟滞，很像兔眼。先天性上睑下垂手术后，预期会出现这种情况，患儿和家长要有思想准备。

(8)感染和炎症：提上睑肌切除术后，发生感染的情况非常罕见。额肌悬吊术可能引起感染，因为有异物（如粗的悬吊线）植于皮肤和肌肉下面。此外，机体对植入的异物可能产生非感染性的炎症反应。手术后用抗菌液体冲洗切开部位，可减少感染的发生。手术时要特别注意，不要把睫毛等异物带进切口内。对感染的治疗可采取热敷和全身使用抗生素。必要时取出阔筋膜以外的悬吊材料。

晚期在缝合材料的周围可能出现肉芽肿性炎症反应。一旦除外缝线脓肿，可用热敷和抗生素或皮质类固醇眼膏治疗。

(9)复视：由于损伤上直肌或上斜肌，手术后可能出现复视。直接损伤神经的情况比较罕见。

14. 先天性上睑下垂的预后如何

(1)先天性上睑下垂，由有经验的医生进行手术治疗，可获得良好的结果。上睑功能恢复和美容得到改善。

(2)仔细检查和适当的及时治疗，上睑下垂引起的弱视能够被成功治愈。

十二、先天性白内障

1. 什么是白内障

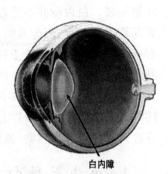

晶状体混浊被称为白内障（图 37）。轻度混浊不影响视力，没有临床意义。当晶状体混浊引起视力下降，方为有临床意义的白内障。在流行病学调查中，将晶状体混浊使视力下降到等于或小于 0.7 作为诊断白内障的标准。

白内障

图 37　白内障示意图

2. 白内障如何分类

白内障有很多种，分类方法复杂，以下为最简单的分类。

（1）按发病病因：分为年龄相关性白内障（先天性白内障、老年性白内障）、外伤性白内障、并发性白内障、代谢性白内障、中毒性白内障、辐射性白内障、发育性白内障和后发性白内障等。

（2）按发病时间：分为先天性白内障和后天获得性白内障。

（3）按晶状体混浊的形态：分为点状白内障、花冠状白内障和绕核性白内障（板层白内障）等。

（4）按晶状体混浊的部位：分为皮质层白内障、核性白内障和囊膜下白内障等。

3. 什么是先天性白内障

严格来说,出生时发现的白内障才是先天性白内障,然而,先天性白内障在出生时不明显,常常未被发现,而在影响视觉功能后才被发现。白内障并不是都很明显和容易被发现。如果白内障在婴儿期未被发现,不能及时治疗,可能导致永久性视力丧失。如果有一个很小的白内障位于视轴,挡住视线,就可能导致失明。位于晶状体前部或周边部的小白内障可以不引起视力下降。

单侧白内障通常是孤立的、散发的。双侧白内障常常为遗传性和并发其他疾病。所以,先天性白内障患者需要进行全面的全身检查,包括代谢、感染、遗传等各方面的检查。

4. 患先天性白内障的人有多少

在美国,先天性白内障的发病率,在 1 万人中有 1.2～6.0 例。据估计,全世界的盲童中,15％为先天性白内障所致。francois 回顾以往的资料发现,先天性白内障占儿童失明原因的 10％～38％。

我国医学专家于 1994 年报道,在新生儿中,白内障发生率为4％。在盲童中,三分之一由先天性白内障所致。先天性白内障的危害由此可见一斑。

5. 先天性白内障有哪些危害

(1)先天性白内障使进入眼内的光线弥散,导致视力下降,继而可能发生形觉剥夺性弱视、屈光性弱视、青光眼(白内障摘除后青光眼发生率多达 10％)和视网膜脱离,最终导致永久性视力丧失。

(2)在双眼先天性白内障患儿中,60％伴有代谢和全身性疾病,如智力低下、耳聋、肾脏疾病、心脏疾病及其他全身疾病,严重影响身体的发育和健康。

6.为什么会发生先天性白内障

先天性白内障是胎儿在发育过程中,晶状体的生长和发育受阻所致,原因如下:

(1)特发性:发病原因不明,最为常见。

(2)家族性:多达 23％的先天性白内障是家族性的。最常见的遗传模式是具有完全外显率的常染色体显性遗传。所以,先天性白内障患儿的所有近亲属都应该进行白内障检查。在先天性白内障患者中,约三分之一为散发的,不伴有全身疾病和其他眼病。但是,他们可能发生自发突变,使他们的后代发生白内障。

(3)半乳糖血症:缺乏乳激酶可引起白内障。半乳糖-1-磷酸尿苷酰基转移酶功能缺乏,可引起伴有白内障的智力障碍。

(4)感染:发生先天性白内障的感染因素,指母体或胎儿的全身性疾病对晶状体造成的损害,如母亲妊娠前 3 个月有病毒感染(风疹、麻疹、水痘、腮腺炎等)。

(5)其他:母亲甲状腺功能低下、营养不良、维生素缺乏等,也可引起先天性白内障。

7.先天性白内障有哪些临床表现

(1)常常在出生时,不用特殊检查工具就能看到晶状体混浊,表现为白瞳症。如果混浊范围小或位于晶状体的周边,瞳孔为正常的黑色,常常不能发现任何异常。

(2)如果婴儿有双眼白内障,而且比较严重,表现为看不清周围环境。

(3)可伴有眼球震颤。

8. 如何对先天性白内障进行分类

先天性白内障在晶状体发育的过程中形成,晶状体细胞内的不同基因,在不同时间影响不同的晶状体部位(图 38),使先天性白内障出现多种形态。根据白内障的形态,可将先天性白内障分为:

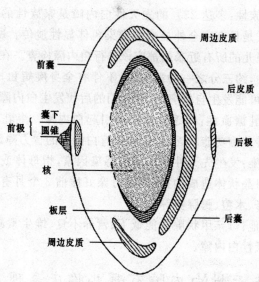

周边皮质
前囊
后皮质
囊下
前极 { 圆锥
后极
核
板层
后囊
周边皮质

图 38 先天性白内障发生部位示意图

(1)前极白内障

①前圆锥形晶状体。为晶状体前表面的囊膜脆弱或突出,导致的白内障。晶状体可突出到瞳孔。这种白内障仅见于合并肾脏和听力疾病的白内障患者(Alpot 综合征)。

②前点状囊性白内障。晶状体前囊出现白色点状混浊,通常发生在中央部。因为混浊点很小,而且不发展,所以很多患儿视力

好,不需要手术。这种白内障比较常见。

③前锥形白内障。在晶状体的中央前表面,为致密的白色,锥形,向前突出的白内障。这种白内障可能发展,也可能不发展,可能影响视力,也可能不影响视力。为常见的先天性白内障,可伴有或不伴有无虹膜。

④前囊性白内障。位于前囊下的中央部。可单独出现,也可发生在点状白内障、锥形白内障或前圆锥形白内障的基础上。

(2)后极白内障

①后圆锥形晶状体。晶状体后表面的囊膜先天性脆弱,使晶状体向后突出,在突出内有白内障。可发生在 Alpot 综合征,通常孤立出现,不合并眼部和身体的其他异常。有时整个后囊有缺陷,导致晶状体物质突出到玻璃体内,增加手术的困难。

②后囊性白内障。类似前囊性白内障,位于后囊膜的下面。可合并无虹膜,也可孤立发生,不合并其他眼部和身体的异常。皮质类固醇引起的白内障常常出现这种形态。

③后皮质白内障。晶状体皮质围绕在核的周围,后皮质白内障位于晶状体的后皮质内。

(3)核性白内障

①胚胎型核性白内障。晶状体核有两部分,胚胎核位于最中央,其外围是胎儿核。胚胎核混浊,胎儿核清亮,称为胚胎型核性白内障。这种白内障往往很小,不影响视力。这种形态只出现在先天性白内障。

②胎儿型核性白内障。晶状体的胎儿核混浊,常伴有胚胎核混浊,严重影响视力。

(4)缝性白内障:晶状体在形成过程中,晶状体细胞围绕胚胎核一层一层的长,在核的前后形成倒"Y"形的结合缝。有时候,白内障仅形成在"Y"形缝合上,称为缝性白内障,对视力影响不大。

（5）板层白内障：晶状体的皮质一层一层排列，类似洋葱。如果其中一层或数层混浊，称为板层白内障。表现为包绕在清亮晶状体核周围的乳白色薄层混浊，故又称为绕核性白内障。最外层有短弓形混浊骑在核的赤道部周围，称为骑子。这种白内障明显影响视力。

（6）皮质白内障

①雪花状白内障。在核周围的皮质内分布各种不同大小（有时候出现各种颜色）的点状混浊。这种白内障常见于 Down 综合征，对视力影响很小。

②蓝色白内障。类似雪花状的白内障，混浊点较大，较多，明显影响视力。它和雪花状白内障的区别，是混浊点带有蓝色。

（7）细点状白内障：整个晶状体包括皮质和核，分布数千个细小点状混浊。

实际上还有很多其他类型的白内障，因为比较少见，不一一介绍。

9. 先天性白内障患儿要做哪些检查

（1）病史：先天性白内障在出生时就存在，但不一定能够发现，发现时常常较晚。先天性白内障有些稳定，有些发展。这就解释了为什么不是所有先天性白内障都在出生时被发现。

（2）视力：先天性白内障是否影响视力，取决于白内障的大小和所在位置。根据患儿的年龄，选择适当的方法检查视力。视力是决定处理方法的主要因素和发现弱视的主要手段，故视力检查至关重要。

（3）瞳孔红光反射：对于不能检查视力的婴儿和不会说话的儿童，红光反射检查就十分重要。发现不规则的红光反射，通常说明存在先天性白内障。

（4）眼位：用角膜光反射试验和遮盖试验检查是否存在斜视。

(5)眼压:所有白内障儿童,都要测量眼压,以除外青光眼。使用吹气眼压计可能更方便。

(6)瞳孔:散大瞳孔前,检查瞳孔对光反应。瞳孔对反应光不好,可能有视网膜或视神经疾病引起的视力下降,也可能反映白内障的存在。

(7)散瞳验光:确定是否有屈光不正。

(8)裂隙灯检查:这是最重要的检查,不但能够确定是否存在白内障,而且能够发现白内障的性质和种类。如果伴有全身或代谢疾病,还能鉴别白内障的发生时间。所有患儿都要在散大瞳孔后,用裂隙灯仔细检查晶状体。观察和描述白内障的位置、颜色、密度、大小和形状。对于年龄小的儿童,使用手持裂隙灯比较方便。

(9)检查眼底:散瞳后用检眼镜仔细检查眼底,观察视网膜和视神经是否正常。特别当出现白瞳症时,要与以下疾病鉴别:视网膜母细胞瘤、晶状体后纤维增生症、视网膜脱离等。

(10)B型超声波检查:如果白内障太稠密,不能用检眼镜看清眼底,应该用B型超声波进行眼部检查,以除外眼内肿瘤和视网膜脱离。

(11)小儿科检查:为了除外先天性感染、半乳糖血症、低血糖和低血钙,需要进行血液化验。Lowe综合征的患儿可能有氨基酸尿,需要化验尿。

(12)视觉诱发电位(VEP)检查:孩子太小不能检查视力、白内障太稠密、或怀疑存在视路异常,应该进行VEP检查。VEP的检查可为医生提供视路,从视网膜神经节细胞层到视皮质是否有异常的信息。

10. 如何治疗先天性白内障

先天性白内障的治疗取决于若干因素:患儿年龄,视力下降的程度,是否合并全身疾病和其他眼病,白内障影响单眼或双眼。一般来说,如果白内障范围小,不发展,不影响视力可以密切观察,暂时不进行手术。如果影响视力则需要及时手术。

白内障手术是治疗先天性白内障的唯一选择,为了确保不影响视觉的正常发育,应该在患儿出生后 17 周以前手术。多数医生主张更早手术,比较理想的是,在出生后 2 个月前手术。

先天性白内障手术后,青光眼的发生率高达 10%,这是很多医生延迟手术的原因。20 世纪 90 年代以来,手术方法有很大改进,但青光眼的发生率与 80 年代比较,没有明显区别。青光眼可在白内障手术后数年发生。部分原因可能是手术时,前房角没有发育成熟。延迟数周的目的是让前房角的发育更为成熟。

患有单眼白内障的婴儿,白内障大半是特发性的(没有明确的发病原因),不伴有全身疾病。最要紧的是,不要将单眼白内障与不对称的双眼白内障混淆。白内障患者必须用裂隙灯仔细检查,可能一只眼的晶状体变化非常微小,而另外一只眼有致密的混浊。

单眼白内障的处理,取决于晶状体混浊的程度,是否有小眼球等其他眼病,以及家长对手术结果的期望。家长应该充分了解,仅靠手术不能改善孩子的视力,治疗弱视是改善视力的关键。需要矫正屈光不正和每天遮盖好眼,以治疗弱视,否则术后视力依然不好。

11. 如何进行先天性白内障摘除术

把混浊的晶状体完全摘除称为囊内摘除术,而摘除混浊的晶状体而保留后囊,称为囊外摘除术。先天性白内障手术在全身麻醉下进行。通过角膜缘或睫状体平部的切口,做晶状体前囊切开的白内障囊外摘除术,是治疗先天性白内障的主要方法。由于婴儿的晶状体很软,仅用玻璃体切割器就可完成手术(图 39)。手术

后1年,后囊变厚的危险超过
90％。为了避免再次手术,在
做白内障摘除术时,要做晶状
体后囊切开术,在后囊上开一
个孔,切除少量前玻璃体。这
些措施明显减少了术后晶状体
后囊混浊的发生。

如果患儿双眼白内障都需
要手术,第一只眼手术后1～2
周,再做对侧第二只眼的手术。
第一只眼手术后遮盖到第二只
眼手术为止,防止未手术眼发
生弱视。

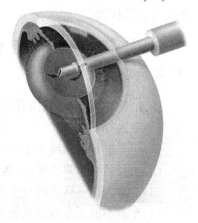

图39　用玻璃体切割器
切除白内障示意图

12. 先天性白内障摘除术后是否置入人工晶状体

年龄在1～2岁以上的先天性白内障患儿,白内障摘除后植入
人工晶状体,近年来已经越来越被人们所接受。生物统计学的分
析结果,使医生在手术前能够选择适当度数的人工晶状体,消除患
者术后明显的屈光不正。然而,最后的屈光状态是变化的,到了成
人期很难保证患者不发生屈光不正。

是否植入人工晶状体,取决于患儿的年龄和是否有妨碍植入
人工晶状体的伴发眼病。然而,在发达国家,最近已经有医生把人
工晶状体植入提前到4周龄的婴儿。但是,在不能按时复诊和及
时处理的比较落后地区,不植入人工晶状体可能比较安全。

对于很小的婴儿,不植入人工晶状体为宜。可在手术后1～2
周佩戴接触镜。如果婴儿不能戴接触镜,可佩戴矫正无晶状体眼
的眼镜。有些儿童可等眼球发育较好以后,进行第二次手术时再

植入人工晶状体。

13. 为什么儿童白内障手术的并发症比成年人多

儿童,特别是婴儿,白内障手术并发症的发生率比成年人高得多,可能原因有:

(1)小儿进行白内障手术在技术上比较困难。

(2)小儿的组织弹性较大,和成年人的组织不同。

(3)在对人工晶状体的反应方面,小儿比成年人更容易感染。

(4)年龄小的儿童视觉系统正在发育中,对无晶状体眼引起的弥散视网影像高度敏感。

(5)小儿不理解手术后不用手指接触眼睛的重要性,常用力揉眼,导致伤口裂开,虹膜脱出,增加感染机会。

14. 先天性白内障手术可能发生哪些并发症

(1)青光眼:青光眼可出现在白内障手术后数周,表现为水汪汪的眼睛,畏光症状可有可无。小儿易怒或情绪反常。有些儿童没有任何症状,因此手术后常规测量眼压非常重要。青光眼作为术后并发症,可发生在数年之后,而且没有症状,因此做过白内障手术的儿童,要终身定期复诊,测量眼压。

(2)葡萄膜炎:白内障手术后,所有儿童都发生某种程度的葡萄膜炎。手术后常规给患儿滴类固醇滴眼药,通常可以控制。但是,大约有30%的儿童发生伴有纤维蛋白形成的炎症,如果不能及时发现和处理,纤维蛋白的聚集可形成挡住视线的膜,而使视力下降。

(3)瞳孔不等大:白内障手术后瞳孔不等大的原因有:①部

分玻璃体从玻璃体腔向前突出到前房。②手术时损伤虹膜。③手术后眼球的意外伤害,导致虹膜脱出。这种情况需要按急症处理,否则会引起感染,甚至于使对侧眼处于发生交感性眼炎的危险之中。

(4)眼内炎:白内障手术后,因细菌感染发生眼内炎。可在手术后数天到数周内发生,患儿眼红、眼痛、视力下降,需要紧急住院治疗。这种严重并发症的发生率约为0.4%。

(5)后囊混浊:白内障吸出时,如果保留晶状体后囊和前玻璃体,后囊混浊的发生率高达90%。这些小儿在手术后视力好,但以后视力会逐渐模糊。在裂隙灯下可看到增厚的后囊,简单地用红光反射检查也可发现。遇到这种情况需要通过传统手术或激光手术做后囊切开术,在视轴上开一个洞,恢复手术后最初的视力。

(6)视网膜脱离:视网膜脱离可发生在白内障手术后数年。表现为视力下降,眼前出现闪光和漂浮物,眼底检查可以确诊。视网膜脱离需要手术治疗。

15. 白内障手术后还要验光吗

(1)无晶状体眼:如果白内障摘除时,没有植入人工晶状体,这只眼就成为无晶状体眼(如同照相机去掉镜头)。这种情况在手术后需要尽快(通常在手术后1～2周)验光配眼镜或接触镜。接触镜比较安全,可以在看近时加戴眼镜,因为无晶状体眼不能进行调节,如老年人需要老花镜一样。接触镜还能矫正双眼影像不等大。戴接触镜可能出现的问题和成年人相同,角膜缺氧容易发生感染性角膜炎。家长必须了解接触镜的消毒和保养,以及接触镜并发症的症状和体征,以便及时为孩子处理。戴接触镜的婴儿和儿童必须按时到眼科复诊。

(2)人工晶状体眼:植入到眼内的人工晶状体的屈光度不会变

化,而婴儿的眼球在不断长大。婴儿眼球的屈光度随着眼球前后径的增加而变化,即不断增加近视度数。如果手术后植入的人工晶状体使婴儿具有正视的屈光状态,看远处物体清楚,但看近处不清楚。在看近时需要加矫正远视眼的凸透镜。但随着年龄的增加,眼球的变大,以后将出现近视,看远处不清楚,需要加近视眼镜。因此,即使植入人工晶状体,手术后也要定期验光。

16. 先天性白内障手术后必须定期复诊

(1)患儿家长必须明白,白内障摘除术,仅仅是治疗的开始。视力恢复需要很多年和进行多种治疗,如用接触镜或眼镜矫正无晶状体眼、治疗弱视、矫正斜视、监控青光眼等。

(2)双眼或单眼白内障手术后,为了提高视力,主要靠弱视治疗。弱视治疗主要通过屈光矫正和遮盖视力较好的眼。遮盖的时间和方式应该遵照医生的规定执行。家长必须了解,一只眼手术后变成无晶状体眼,遮盖对侧有晶状体眼,可能引起眼球震颤和遮盖眼的视力下降,为此,应该每2周复诊一次。

(3)先天性白内障手术后,始终存在视力丧失的潜在危险。危险来自弱视、视网膜脱离和青光眼,因此,必须定期复诊。

(4)可能需要再次手术,如晶状体后囊切开术、人工晶状体植入术、青光眼手术等。

17. 如何预防先天性白内障

目前还没有预防先天性白内障发生的办法,通过以下努力,可将先天性白内障的危害减少到最低程度。

(1)不但每一个新生儿出生后数日要进行红光反射检查,而且在诊室内也应该常规使用,以便尽早发现先天性白内障。

(2)为了防止弱视的发生,要经常带先天性白内障的孩子到眼科检查。

（3）终身进行青光眼检查。换句话说,要经常测量眼压。

18. 先天性白内障的预后如何

（1）单眼先天性白内障患儿中,40％视力可达0.3或0.3以上。

（2）双眼先天性白内障患儿中,70％视力可达0.3或0.3以上。

（3）伴有其他眼病或全身疾病的先天性白内障患儿预后不良。

十三、先天性青光眼

1. 什么是青光眼

青光眼是一组有共同特征的眼病，其特征为眼压升高到危害眼的健康水平，损害视神经，随后导致视野丧失和最终失明。青光眼是致盲的主要原因之一。

正常眼压的平均值为 15 毫米汞柱，标准差为 3 毫米汞柱，有 5％正常人的眼压高于 21 毫米汞柱。研究发现，在眼压高于 24 毫米汞柱的人中，10％将发生青光眼。而在眼压高于 27 毫米汞柱的人中，约 50％将发生青光眼。

近年来的研究发现，约三分之一的青光眼患者的眼压在"正常范围"，即 10～21 毫米汞柱。使青光眼是高眼压眼病的传统看法受到挑战。现在有很多理论试图解开青光眼发病原因之谜。除眼压之外，有视神经血流供应减少，视神经周围本身的机械因素，可能存在的生物化学因素等。多数眼科医生认为，眼压持续在 21 毫米汞柱以上，最终会发生青光眼。使青光眼患者感到十分困惑的概念之一，是青光眼也可以发生在眼压"正常"的情况下。所以青光眼是一组非常复杂的眼病，病因仍需探讨。

2. 房水的生成和排出是如何影响眼压

眼球内有三大空间：角膜和虹膜之间的空间是前房；虹膜和晶状体之间的空间是后房；晶状体和视网膜之间的空间是玻璃体腔。

位于虹膜后面的睫状体分泌房水到后房，房水为一种透明的液体。房水从后房穿过瞳孔进入前房,然后大部分通过前房角内的小梁网排入 Schlemm 管,进入上巩膜静脉,排出到眼外(图 40 中大箭头所示)。小部分房水进入脉络膜上腔,通过脉络膜巩膜途径排出到眼外(图 40 中小箭头所示)。房水不断生成和排出之间保持平衡,维持眼内的压力,这种压力被称为眼内压,简称眼压。

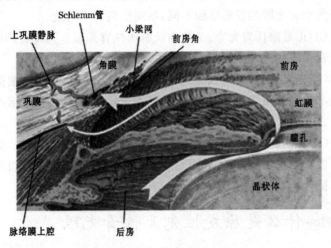

图 40 眼内房水生成和排出示意图

房水排出的阻力小和(或)房水生成少,则眼压低。反之,房水排出阻力增加和(或)房水生成增加则眼压升高。房水生成增加而导致眼压升高的情况非常少见,青光眼多为房水排出受阻而使眼压升高所致。

3. 如何对青光眼进行分类

青光眼的分类方法很多,例如,根据发病年龄可分为先天性和后天性,根据病因可分为原发性和继发性,根据前房角情况可分为开角型和闭角型等。本章不想详细介绍和讨论青光眼的分类,主要讨论原发性先天性青光眼在整个青光眼中的位置。以下是一种常用的分类法：

(1)原发性开角型青光眼：原发性开角型青光眼是最常见的青光眼，在所有青光眼病例中大约占90%。"开角"指前房角开放。

(2)原发性闭角型青光眼：原发性闭角型青光眼比较少见。它和开角型青光眼的发病原因不同，系前房角关闭所致。

(3)正常眼压青光眼：又称为低眼压性青光眼。其特点是患者出现青光眼性视神经损害，但是，眼压不高。

(4)先天性青光眼：该型青光眼发生在婴儿期，在胎儿期眼球的房水排出管道发育不正确或发育不全。这是本章要介绍的青光眼。

(5)其他类型的青光眼：如继发性青光眼、色素性青光眼、假性剥夺性青光眼、外伤性青光眼、新生血管性青光眼、虹膜角膜内皮综合征等。

4. 什么是原发性先天性青光眼

按照定义，原发性先天性青光眼发生在出生时，而实际上可能在婴儿期或儿童早期才被发现。特点是房水排出系统发育异常，房水排出受阻，导致眼压升高。高眼压损害眼组织，特别是视神经，最终导致视力丧失。该病虽然少见，但对视力发育的影响巨大。是否能够早期发现和治疗，使婴儿面临两种命运：在黑暗中度过一生或在一生中保留视力。面对如此严峻的选择，患儿家长责任重大。

5. 有多少人患原发性先天性青光眼

原发性先天性青光眼的发病率，估计在婴儿中为0.05%，在学龄儿童的盲人中，5%～13%系先天性青光眼所致，其严重性可见一斑。

大约65％的病例发生在男性。75％双眼发病,第二只眼发病可能晚于第一只眼。75％的病例在1岁前被诊断为先天性青光眼,大多数被发现在出生后头几个月。约17％的病例在1～3岁被诊断,约9％的病例在3岁后被诊断。

6. 为什么会发生原发性先天性青光眼

该病的发病机制目前尚未完全清楚,有些研究者认为,小梁网的先天异常影响房水的排出,是发病的主要原因。房水排出受阻,眼压升高,损害视神经,最终失明。

在婴儿青光眼中,最常见的是原发性先天性青光眼,在1万婴儿中约有1例。大多数原发性先天性青光眼的病例零星发生,只有约10％的病例是家族性的,有多种遗传模式,通常为常染色体隐性遗传。

原发性先天性青光眼,仅限于前房角发育异常,影响到小梁网,房水排出受阻的儿童青光眼。和以下两种儿童青光眼要区别开:①有其他眼部和全身先天性异常的儿童青光眼。②继发于其他眼病(如炎症、外伤和肿瘤)的儿童青光眼。

7. 先天性青光眼如何影响婴儿的视力

先天性青光眼引起眼压升高。眼压升高引起以下变化:

(1)角膜混浊:有些婴儿在出生时角膜已经混浊。有些出生后角膜逐渐混浊。混浊的角膜使大脑的视觉中枢接受不到清晰的影像,大脑停止接受这只眼的信息,而导致弱视的发生。

(2)眼球变大变形:眼轴变长,使婴儿出现近视,视物模糊不清。

(3)损害视神经:导致不同程度的视力丧失,最后视力完全丧失。

8. 如何发现婴儿的原发性先天性青光眼

原发性先天性青光眼比较罕见,不容易被发现。但是,如果出现以下情况,应该想到有发生原发性先天性青光眼的可能:

(1)婴儿角膜的颜色发生变化,出生时角膜混浊或出生后逐渐混浊。

(2)眼球逐渐变大、变形。

(3)婴儿经常哭闹和表情痛苦。

(4)给婴儿喂奶比较困难,孩子不愿意吃和呕吐增加。

(5)大眼睛,水灵灵的,看起来很可爱,可能是先天性青光眼的早期症状。

(6)婴儿流泪,怕光,见到亮光即转头,回避或躲在枕头后面。

(7)有青光眼家族史。

9. 原发性先天性青光眼有哪些临床表现

原发性先天性青光眼多数为双侧性,可能一只眼的症状比较明显。单侧病例约占20%。典型症状出现的时间,33%在婴儿出生时,67%在6月龄,80~90%在1岁。主要临床症状如下:

(1)畏光,流泪,眼睑痉挛:由于角膜水肿,感觉神经末梢受刺激所致。在角膜混浊和眼球扩大前数周出现。如果角膜已经扩大,可由下睑睫毛刺激角膜引起。有畏光症状的新生儿在明亮的环境中,闭眼和眨眼增多。较大的婴儿会揉眼和转头避开光照。儿童到3岁以后可能不出现畏光的症状。

(2)角膜水肿:开始为角膜上皮水肿,随着病情的发展,基质层也发生水肿,出现角膜混浊。角膜水肿随眼压的升降而增减。

(3)角膜扩大:新生儿角膜直径为9.5~10毫米,1岁时为

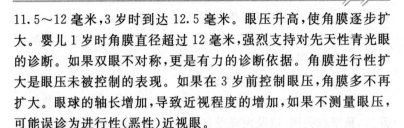

11.5～12 毫米,3 岁时到达 12.5 毫米。眼压升高,使角膜逐步扩大。婴儿 1 岁时角膜直径超过 12 毫米,强烈支持对先天性青光眼的诊断。如果双眼不对称,更是有力的诊断依据。角膜进行性扩大是眼压未被控制的表现。如果在 3 岁前控制眼压,角膜多不再扩大。眼球的轴长增加,导致近视程度的增加,如果不测量眼压,可能误诊为进行性(恶性)近视眼。

(4)后弹力膜的破裂:晚期病例,角膜后弹力膜破裂,角膜后壁出现皱纹。看起来像平行的玻璃样线条,开始发生在角膜周边部与角膜缘平行,以后可出现在角膜中央。后弹力膜破裂时角膜突然变混浊,混浊开始局限在破裂处,后发展到全角膜。常伴有基质层混浊。角膜混浊在眼压下降后不消退。

(5)眼球扩大:眼球扩大使前房变深。眼球扩大,巩膜变薄,可见巩膜隆起变成蓝色。

(6)眼压升高:眼压升高的程度差异很大。可在全身麻醉下用眼压计测量。

(7)视盘凹陷:检眼镜检查,可发现视盘凹陷,年龄小的儿童比成年人更明显,因为眼压对小儿视盘的影响更快、更大。

(8)晚期变化:角膜严重混浊、前房很深,眼球扩大使晶状体小带脆弱,晶状体半脱位,虹膜震颤。因为眼球薄弱,眼外伤后容易引起前房积血,甚至于眼球破裂。很多眼压未能控制的先天性青光眼,最终发展为眼球萎缩。

10. 诊断原发性先天性青光眼需做哪些检查

为了防止视力丧失,任何被怀疑有先天性青光眼的婴儿和儿童,都要尽快到眼科进行全面检查。眼科医生通常在手术室进行以下检查:

(1)全身麻醉下测量眼压,麻醉下的眼压比在一般诊室内测量的眼压低。对于儿童可用手持眼压计(如 Perkins 眼压计),也可使用 Schiots 眼压计。眼压可因紧张而人工升高,也可因麻醉和眼球壁变薄而降低。

(2)检查角膜和测量角膜直径。

(3)用前房角镜检查前房角,该项检查十分重要,确定前房角开放,狭窄或关闭,以及发现前房角的其他异常,如房角结构发育不全,Schlemm 管和小梁网闭塞或缺如等。先天性青光眼常有虹膜异常,影响到前房角。前房角异常引起青光眼,因此,要用前房角镜仔细检查前房角。先天性青光眼的前房变深,阻碍房水从前房角排出,引起眼压升高,要仔细观察前房变深对前房角的影响。

(4)散大瞳孔检查眼底,确定视神经是否受损伤和存在异常。视神经的变化是先天性青光眼严重程度的重要指征。但是,先天性青光眼被早期发现时,视神经往往正常。检查眼底后,拍眼底照片留作以后参考和对比很有价值。

(5)用角膜厚度仪测量角膜厚度,以评估角膜水肿的程度。

(6)用 A 型超声波检查眼球的轴长。

11. 如何治疗先天性青光眼

缩瞳药等治疗青光眼的药物,对先天性青光眼基本上无效。药物仅用于手术前暂时降低眼压和减轻角膜的混浊。先天性青光眼必须用手术治疗。

手术目的是消除前房角结构异常引起的房水排出阻力,使房水能够更容易地由眼内排出到眼外,以降低眼压。一旦决定手术,医生应该向患儿家长说明手术的必要性,目的和方法,好处和危险。

手术方法有:①前房角切开术。②小梁切开术。③小梁切除术。④引流管植入术。⑤睫状体光凝术。

12. 什么是前房角切开术

通过眼内途径的房角切开术,是治疗先天性青光眼的常用手术。把特制的前房角切开刀,经角膜缘伸到前房角。医生通过前房角镜,在直视下,切开前房角内的异常组织,在小梁网上开一个新的房水排出通道(图41)。

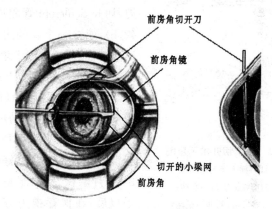

图 41　前房角切开术示意图

做这种手术,医生通过前房角镜直接观察房角,如果角膜混浊,手术将无法进行。为了看清前房角,有时需要把混浊的角膜上皮去除。上皮将在手术后 1～2 天重新生长,在此期间患儿可感到眼痛和不舒服。

手术后需要密切观察眼压,确认眼压是否被控制。对于先天性青光眼,一次手术的成功率为 75％～90％。手术后最大的危险是切口瘢痕形成,堵塞新的房水排出管道,使眼压再次升高。大约 50％ 的患儿需要再次手术。如果再次手术眼压依然不能控制,可能需要做其他手术,如小梁切除术。手术以后,可能需要药物治疗。

13. 什么是小梁切开术

小梁切开术,首先在角膜缘做切口,从外部解剖以发现

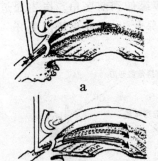

Schlemm 管和小梁。然后把针刀插入 Schlemm 管(图 42,a),进入前房后,向前房中心方向旋转针刀,切开 Schlemm 管和小梁网(图 42,b),建立一个新的房水排出通道。其优点是,可用于角膜混浊而不能做前房角切开术的病例。

手术后需要滴缩瞳药,把虹膜从前房角拉开,以助房水排出。

在婴儿期眼压高和出生时角膜混浊,手术效果不好。手术在 2～8 月龄做,结果最好。年龄大了以后,在保存视力方面手术效果不大。

图 42　小梁切开术示意图

(a. 针刀插入 Schlemm 管;
b. 针刀前端向前房中心转动,
切开 Schlemm 管和小梁网)

14. 什么是小梁切除术

小梁切除术是一种滤过性手术。切除前房角内小梁网的一块组织,以建立一个新的房水排出通道。这个通道部分被巩膜瓣覆盖,最后用结膜覆盖巩膜瓣。这个新的通道绕过被堵塞的小梁网把房水排到眼外(图 43)。

手术后在结膜囊内滴或涂抗生素,必要时在结膜下注射抗生素,然后盖眼垫和戴上眼保护罩。手术后数日应该避免任何活动。术后如果便秘,需要通便,不可用力排便。用力排便可使眼压升高,影响伤口和增加对视神经的损害。

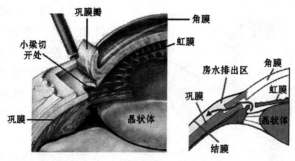

巩膜瓣　　角膜　　虹膜　　小梁切开处　　巩膜　　晶状体　　房水排出区　　角膜　　虹膜　　巩膜　　晶状体　　结膜

图 43　小梁切除术示意图

　　当房水通过新通道排出时,覆盖出口的组织稍微抬高形成一个水泡,称为滤过泡。复诊时医生必须检查滤过泡,滤过泡存在,说明新的房水通道起作用,滤过泡平坦或消失,说明手术失败。

　　小梁切除术不是先天性青光眼的首选手术,是房角切开术或小梁切开术失败后的一种选择。它最常用于药物不能控制的原发性开角型青光眼。研究发现,小梁切除术能够降低眼压和减少视野的丧失,但对于先天性青光眼,手术成功率比较低。

　　手术后最常见的问题是房水排出通道瘢痕形成。瘢痕影响滤过泡的功能,妨碍房水排出。手术时常使用丝裂霉素 C 等抗代谢药,防止瘢痕形成。

15. 什么是引流管植入术

　　在眼球上方的结膜做一个小切口,切口可在眼球的任何象限。然后在巩膜上做一条插入引流管的通道。细小的引流管通过这个通道插到前房,管端插到房水中。把引流管和其附带装置用缝线固定在巩膜上。最后用细线缝合结膜切口。管子把房水引流到结膜下的滤过泡,通过血管吸收,使眼压下降(图 44)。有多种类型的引流管可供选择,多数是使房水从前房排出,以降低眼压。

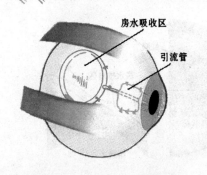

房水吸收区

引流管

图 44　引流管植入术示意图

手术后 3～8 周,排出管开始工作。在此期间对青光眼的控制比手术前更困难。有的医生在手术时,另外做一个暂时的滤过点,在排出管开始工作后,使其失去作用。

手术后要用抗生素预防感染。

手术的主要危险是,过度滤过使眼压低或引流管不起作用而使眼压升高。

16. 什么是睫状体光凝术

以上各种手术皆失败,方可考虑使用睫状体光凝术。手术时,医生使用激光从眼球外部,通过巩膜破坏部分睫状体,减少房水的分泌,以达到降低眼压的目的。

巩膜睫状体光凝术,通过裂隙灯激光发射系统,在巩膜上做20～30 个烧灼点。术后滴散瞳药和抗生素。

很多患者需要再次手术。手术成功机会大,而危险较少。

17. 先天性青光眼的手术可能发生哪些并发症

和所有眼科手术一样,先天性青光眼手术也可能发生并发症。不同手术有不同的特殊的并发症。常见严重手术并发症如下:①眼内出血。②眼压太低。③眼压突然升高。④感染。⑤损伤晶状体,导致白内障的发生。⑥葡萄膜炎,即虹膜、睫状体和脉络膜发生炎症。⑦最严重的并发症是全身麻醉引起的意外,可能导致死亡。为了减少麻醉的次数,可以考虑双眼同时手术。

18. 先天性青光眼手术后需要复诊吗

手术能够使原发性先天性青光眼患者的眼压得到控制,防止视力丧失。但是,手术并不能治愈青光眼。手术以后,在一生当中都有发生眼压再次升高和视力下降的危险。因此,手术后一定要定期复诊,直至终身。复诊时医生将检查患者的视力,评价手术在控制眼压方面的效果,决定是否需要采取其他治疗措施。

19. 如何预防原发性先天性青光眼

原发性先天性青光眼无法预防,但是,早期发现和治疗可以控制患儿的眼压,防止视力丧失。视力筛查是发现先天性青光眼的重要手段。

20. 原发性先天性青光眼的预后如何

在决定孩子视力的发育上,眼压是一个重要因素。然而,即使眼压得到很好的控制,仍然有 50% 的患儿视力达不到 0.4 以上。视力下降的原因有:

(1)角膜水肿:成功降低眼压后数周,角膜仍然水肿。角膜水肿必然影响视力。

(2)眼球震颤:垂直或水平方向的眼球震颤使视物模糊和不稳定。

(3)弱视:不及时治疗弱视,视力必然下降。

(4)明显屈光不正:大的屈光不正需要很强的镜片矫正,而且矫正的效果往往不好。

十四、早产儿视网膜病变

1. 什么是早产儿视网膜病变

早产儿视网膜病变是影响早产儿眼内未成熟血管系统的一种眼病。直到 20 世纪 40～50 年代,早产儿视网膜病变仍旧被认为是晶状体后纤维增生,它是美国儿童失明的主要原因。1942 年,Terry 首先发现和报道了这种疾病,而且停止使用晶状体后纤维增生这个名字。1951 年,Campbell 首先指出,该病与新生儿用氧气有关,随后得到 Patz 的确认。

今天,通过对氧气治疗的研究,证明给氧不是引起早产儿视网膜病变的单一原因,该病的发病原因非常复杂,到目前为止,还没有完全弄清楚。

新生儿视网膜病变常退行或痊愈,可以轻到不影响视力,也可严重到引起视网膜脱离和失明。通过特别治疗和护理存活下来的小婴儿,可能由于严重的早产儿视网膜病变而导致终身视力残疾。尽管新生儿学科已经非常先进,但至今早产儿视网膜病变仍然是一个严重的、没有完全解决的问题。

2. 为什么会发生早产儿视网膜病变

视网膜血管的发育,开始于母亲怀孕的第 16 周。作为纺锤形间充质细胞生长的第一波,视网膜血管由视盘向周围发展。随后,纺锤形间充质细胞引导血管分流,内皮增殖和毛细血管形成。这些新的毛细血管将形成成熟的视网膜血管。在母亲怀孕第 6 周形成的脉络膜血管,为无血管的视网膜提供营养。母亲怀孕第32周,视网膜鼻侧部分(一直到锯齿缘)的血管完全形成。较大的颞侧部分完全形成血管在母亲怀孕的第40~42周。

新生儿视网膜病变的发生有两种理论:

(1)Kretzer 和 Hittner 的理论:早产使婴儿纺锤形间充质细胞暴露于高浓度氧气的子宫外环境中,发育出间隙连接。间隙连接干扰正常血管的形成,触发异常新生血管的形成。

(2)Ashton 的理论:早产儿处于高氧环境中,引起视网膜血管收缩和毛细血管内皮细胞的破坏。随着该区域的缺血,纺锤形间充质细胞制造血管生长因素(如血管内皮生长因素等),为缺血的视网膜提供新的血管通道。这些新的血管是不成熟的,和不按正常规律分布的异常新生血管。

目前更为普遍的说法是,新生儿视网膜病变的发生,是若干复杂因素作用的结果。母亲怀孕第16周,视网膜的血管系统从视盘开始形成。血管缓慢向发育中的视网膜周边生长,提供氧和营养。母亲怀孕最后12周,眼睛快速发育。当婴儿足月出生时,视网膜血管的生长接近完成(出生后数周到数月完全完成)。如果婴儿早产,这些血管在到达视网膜周边之前停止生长。视网膜的周边就得不到足够的氧和营养。周边视网膜为了获得营养,不得不向其他区域的视网膜发出"求救"信息。结果促使异常新生血管的生长,形成早期的新生儿视网膜病变(图45)。这些异常的新生血管十分脆弱,容易漏出和形成视网膜瘢痕。瘢痕牵拉视网膜,引起视网膜变形和脱离。视网膜脱离是新生儿视网膜病变引起失明的主要原因。

早产儿视网膜病变原发在出生体重很低的婴儿。多数研究指出,低出生体重、怀孕期短和出生后所患疾病的严重性(因为病重不得不给氧,病越重给氧越多)是发生该病的联合因素。最近,其他合并因素也被提出,但是,患病的严重程度,似乎是该病严重性的主要预测指标。

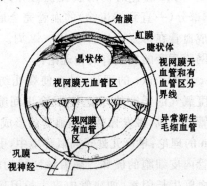

图 45 新生儿视网膜病变示意图

（显示视网膜血管没有到达视网膜的周边和血管末端有异常血管
增生。正常新生儿的视网膜血管到达视网膜的周边部）

3. 有多少早产发生儿视网膜病变

在早产婴儿中,早产儿视网膜病变的发病率和出生体重成反
比。在所有早产儿中,早产儿视网膜病变的发病率超过 16％。
Fielder 的研究发现,婴儿体重少于 1 700 克,早产儿视网膜病变的
发病率为 51％。在体重小于 1 250 克的早产儿中,发病率为
50％～70％。研究还发现,晚期早产儿视网膜病变的婴儿中,30％
好眼的视力为 0.1 或更坏。据估计,在全世界的盲童中,6％～
18％的致盲原因为早产儿视网膜病变。

美国 23 个研究中心,联合研究 1986 年 1 月到 1987 年 11 月
出生,体重少于 1 251 克的 4 099 名婴儿。他们发现,婴儿中的
65.8％发生新生儿视网膜病变,其中 1 期占 25.1％,2 期占
21.7％,3 期占 18.3％。在美国,每年有 500～700 个儿童因早产
儿视网膜病变而失明,有 2 100 个婴儿受到该病引起的瘢痕的影

响,如近视眼、斜视、失明,和晚期发生的视网膜脱离。

厦门市妇幼保健院眼科公布的一份调查报告称,在该院筛查的300多名早产儿中,31人出现了视网膜病变,发病率约占10%。

前些年,笔者在媒体上看到,孩子因早产儿视网膜病变失明,多名家长以使用氧气不当为由,联合把医院告上法庭的报道。一时间沸沸扬扬,早产儿视网膜病变的名字频繁出现在各种媒体。说明该病在我国也同样值得高度重视。

4.早产儿为什么必须进行眼科检查

早产儿有发生早产儿视网膜病变的高度危险,只有通过眼科检查才能发现。视网膜的变化和异常,只有眼科医生使用检眼镜检查才能发现。

早产儿在新生儿重症监护病房中,护士和医生应该密切观察眼部情况,在婴儿出生后4～6周,应该请有经验的眼科医生进行眼部检查,以除外早产儿视网膜病变。如果婴儿在此以前出院,父母应该于出生后4～6周,带孩子到眼科进行检查。第一次检查的时间和孩子的孕龄(在子宫内的时间)无关。

也有文献把早产儿第一次眼部检查的时间和孕龄挂钩,如:

(1)如果婴儿出生在母亲怀孕23～24周,第一次眼科检查应该在出生后3～4周内进行。

(2)如果婴儿出生在母亲怀孕25～28周,第一次眼科检查应该在出生后4～5周内进行。

(3)如果婴儿出生在母亲怀孕29周,婴儿的第一次眼科检查应该在出院前进行。

所有早产儿都有发生眼部并发症的危险。孕龄短于32周或出生体重低于1500克的早产儿,应该每半年进行一次眼科检查。在没有早产儿视网膜病变的早产儿中,12%将发生斜视和高度屈光不正,所以也应该定期进行眼部检查。

5.发生早产儿视网膜病变有哪些危险因素

发生早产儿视网膜病变的危险因素很多,现举例如下:

(1)婴儿出生在母亲怀孕32周之前。

(2)产后高水平给氧。

(3)出生体重少于1 500克(体重越低,发病率越高)。

(4)出生后发生全身疾病。

(5)贫血。

(6)血液中二氧化碳水平高。

(7)心动过缓(心跳慢)。

(8)有过呼吸暂停。

(9)使用人工呼吸机进行过机械性通气。

(10)输血。

(11)颅内出血。

(12)出生前母亲方面的因素,如严重吸烟、糖尿病、惊厥等。

6.如何对患早产儿视网膜病变进行眼部检查

首先用裂隙灯检查眼前节,注意是否有虹膜潮红(新生血管增生)。如果有,下一步检查视网膜,确定是否有异常新生血管形成,及其范围和严重程度。

医生检查婴儿眼部时,需要助手固定婴儿的头部。检查前需要用睫状肌麻痹药散大瞳孔。为了使婴儿暂时不能闭眼,要用开睑器撑开上、下眼睑。医生用直接或间接眼底镜通过瞳孔检查视网膜。最好用28屈光度的间接检眼镜检查。检查时,医生用巩膜顶压器,顶压巩膜,以便能够看清楚周边视网膜。

早产儿对任何检查都非常敏感,因为眼底检查需要保持头部不动,要顶压巩膜,而且要用亮光照射眼底,所以眼科检查对婴儿的压力较大,检查者必须把防止因检查而可能导致失明的危险牢记在心。对早产儿的眼科检查,必须由经验丰富的医生进行,尽量缩短检查时间,把婴儿感到的不适,减少到最低程度。

婴儿在做任何检查时,几乎都要哭闹,但这并不意味检查一定引起疼痛。婴儿在检查之后会很快平静下来,马上睡觉或吃奶(检查前不能给患儿喂任何东西,包括水)。检查后婴儿的眼睑可能有轻度红肿,球结膜可能充血,偶尔有出血点,这些不是眼球受严重损伤的症状。眼睛将恢复到检查前的状况,但出血点可能持续数周方消退。

7. 早产儿视网膜病变如何进行分类

1984 年,11 个国家的 23 位眼科医生组成的委员会,制定了早产儿视网膜病变的国际分类标准,将早产儿视网膜病变按照严重程度和侵犯范围进行分类。按严重程度分成 5"期(stage)",把侵犯的范围划分为 3 个"区(zones)"。

新生儿视网膜病变的分期如下:

1 期:轻度异常血管生长。

2 期:中度异常血管生长。

3 期:重度异常血管生长。

4 期:部分视网膜脱离。

5 期:全部视网膜脱离。

1～2 期新生儿视网膜病变,通常不需要治疗,发展到 3 期需要治疗,称为阈值病变,即治疗和不需要治疗的分水岭。

被新生儿视网膜病变影响的区域被分成 3 个区(图 46):

Ⅰ区:最早期的异常血管生长区,以视盘为中心,视盘到黄斑中心凹的 2 倍距离为半径的圆形区域。

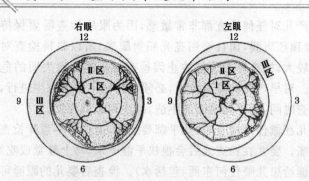

图46　新生儿视网膜病变分区示意图
（Ⅰ区位于视网膜最后面，包括视神经和黄斑）

Ⅱ区：中度异常血管生长区，从Ⅱ区向外延伸的圆形区域，鼻侧到锯齿缘，颞侧到赤道部视网膜的边缘。

Ⅲ区：最后异常血管生长区，Ⅱ区颞侧剩余的半月形区域。

视网膜的中央区为Ⅰ区，如果视网膜在该区的发育非常不好，病变就局限在该区。和病变局限在Ⅱ和Ⅲ区相比，位于Ⅰ区的病变比较严重。新生儿视网膜病变治疗成功的重要因素之一是时间，因为该病变发展非常快，延误治疗常常减少成功的机会。快速发展的病变，称为紧急病变，常合并有广泛的、进行性的异常血管增长。视网膜静脉扩张伴有充分发展的异常新生血管，称为附加病变。Ⅱ区为中间区，异常血管常停止在此；Ⅲ区为周边区，此区没有血管，而正常视网膜有血管。

8. 治疗新生儿视网膜病变的目的是什么

治疗新生儿视网膜病变的目的，是摧毁丧失视网膜血管的视网膜，有助于新生血管皱缩，防止随后发生的瘢痕。瘢痕牵拉视网膜，导致视网膜变形和视力下降，最终使视网膜脱离。

治疗是为了熄灭眼内异常血管疯狂生长之"火"，防止视网膜严重变形和脱离。视网膜脱离是新生儿视网膜病变引起完全失明的主要原因。

虽然很多婴儿的视力被挽救了,但是,治疗并不总是成功,有些婴儿的视网膜病变发展到 4 期(部分视网膜脱离)和 5 期(全视网膜脱离)。视网膜脱离是新生儿视网膜病变 4 期和 5 期的严重后果。

9. 新生儿视网膜病变的分期与治疗有什么关系

1 期:轻度视网膜血管的异常生长,不需要治疗。

2 期:中度视网膜血管的异常生长,不需要治疗。

3 期:严重视网膜血管的异常生长,这些异常血管沿视网膜表面向眼球中央发展,取代正常血管的生长模式。当 3 期发展到某种程度和发生"附加病变"时需要考虑治疗。附加病变的出现说明病情恶化,表现为静脉扩张和动脉纡曲。各期几乎都可能出现附加病变,但单独存在附加病变不需要治疗。

4 期:出现部分视网膜脱离。4A 期不影响黄斑区,通常不需要手术。4B 期有黄斑区脱离,某些病例需要手术。

5 期:视网膜完全脱离,已经失去手术的机会。经验已经证明,对于晚期的早产儿视网膜病变,任何手术治疗都很难成功。

10. 有多少早产儿的视网膜病变可自行消退

约 90% 的急性期早产儿视网膜病变可自行消退。有些 1、2 期,甚至于 3 期病例不经治疗也可能自行消退。大约有 10% 的患儿,因为某些原因,病情恶化到威胁视力的情况才需要手术治疗。

11. 早产儿视网膜病变可能发生哪些并发症

(1)视网膜脱离:眼内瘢痕收缩,牵拉视网膜,使其皱缩,形成破口,最后脱离。这是最常见的并发症。很多病例因波及黄斑,使视力严重下降。早期发现和治疗至关重要。发展到 5 期,因为预后极差,加上早产儿手术的高度危险性,通常放弃视网膜脱离手术的尝试。婴儿长大以后,晚期视网膜脱离的发生率约为 3%。

(2)斜视:由于一只眼的视力丧失或严重屈光参差,常发生内斜视或外斜视。

(3)弱视:斜视或屈光参差引起弱视。

(4)眼球痨:眼球受到严重损伤而皱缩、变小。

(5)高度近视:发生在视力丧失早的所有患儿。

(6)青光眼:这是一种晚期并发症,发生率高达 10%。表现为 20～30 岁时,突然发生闭角型青光眼。

12. 如何预防早产儿视网膜病变

预防早产儿视网膜病变,最关键的是做好产前护理,防止发生早产。出生时新生儿越成熟,发生早产儿视网膜病变的危险越小。其次,要尽量避免或消除发生早产儿视网膜病变的危险因素和对氧气治疗进行严格的监控。由眼底病专家及早对早产儿进行眼底检查和以后定期复诊,避免疾病发展到晚期而导致视力丧失。

最近的研究显示,出生前的糖皮质激素类治疗,对于防止严重早产儿视网膜病变有一定作用。

13. 如何治疗早产儿视网膜病变

虽然过去把新生儿视网膜病变的发生归咎为氧气治疗,但是很多医生认为,最大浓度的饱和氧气将使阈值前的病变退行。美国多医学中心联合研究发现,保持达 95% 的饱和氧气对阈值前病变的治疗没有好处,但是,也没有发现使阈值前病变恶化。

能够对早产儿视网膜病变进行治疗,始于 20 世纪 70 年代。最早采用冷冻治疗。用冷冻头在眼球外通过巩膜冷冻周边视网膜。治疗后视网膜病变消退,使视网膜脱离和失明的机会减少50%。但并不是所有患儿都对这种治疗有良好的反应。

近年来,激光被用于治疗早产儿视网膜病变,效果不错,但也不是所有患儿都反应良好。激光治疗比冷冻治疗引起的疼痛较轻,发生的问题较少,但到今天为止,这两种治疗都在使用。

激光治疗的目的和冷冻治疗一样,在周边视网膜制造瘢痕组织,控制视网膜病变的发展。治疗过的视网膜,部分将形成瘢痕和丧失感光功能。手术后,部分周边视网膜遭到破坏,失去部分周边视力。治疗的目的,是为了尽可能地挽救视觉功能最好的中央视网膜。阅读视力、远视力、大部分色觉都靠中央视网膜的保留。挽救中央视网膜是治疗早产儿视网膜病变的重中之重。

(1)冷冻治疗法:从 20 世纪 70 年代起,冷冻手术是治疗早产儿视网膜病变的主要手段。该手术可在全身麻醉或局部麻醉下进行。用冷冻头从眼外通过巩膜冷冻视网膜的无血管区到异常纤维血管增生的边缘(嵴)。作用是防止新生血管形成,可减少 50% 的后极部视网膜牵拉引起的视网膜皱襞和视网膜脱离。

常见并发症:眼内出血,结膜血肿,结膜撕裂,心搏徐缓。

(2)激光疗法:研究发现,激光(氙激光、氩激光或二极管激光)治疗和冷冻治疗一样有效,而全身不良反应明显减少,眼组织很少受伤,晚期并发症也明显减少。对于后极部Ⅰ区的病变很容易治疗。治疗时通常不需要全身麻醉。

婴儿在早产儿重症监护病房时,就可以进行激光治疗。术前使用镇静药,让患儿睡眠和舒适。手术时头部抬起和保持呼吸通畅。激光束通过角膜、瞳孔、晶状体,照射到视网膜的周边部(图47)。每只眼的手术时间为30~45分钟。手术后患儿球结膜充血和眼睑轻度红肿,需要滴眼药1周左右。红肿在数日后开始消退,完全消退可能需要数周。通常在激光治疗后2~3周复诊。

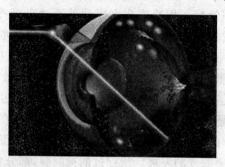

图47 治疗早产儿视网膜病变的激光手术

并不是所有患儿都对激光治疗反应良好,有的患儿治疗后继续恶化,需要再次治疗,选择激光疗法或眼内手术。

激光治疗的并发症有:角膜混浊,虹膜烧伤,发生白内障,玻璃体积血。

14. 激光治疗早产儿视网膜病变的效果不好怎么办

这是一个严重问题,如果激光治疗不能阻止异常视网膜血管和瘢痕组织的发展,将导致视网膜脱离,常常是部分视网膜脱离。如果只是部分周边视网膜脱离,则不需要进一步治疗,因为周边视网膜脱离可能保持不变或自然消失。

如果视网膜中央部分或整个视网膜脱离,可以尝试用巩膜扣带术和玻璃体切割术使视网膜复位。手术涉及清除眼内瘢痕组织和用扣带帮助视网膜复位。

(1)巩膜扣带术:在眼球周围的巩膜上,用硅酮带加一道"箍",勒紧眼球。用以保持牵拉视网膜的瘢痕组织和玻璃体贴近,使脱离的视网膜复位(图48)。婴儿的巩膜扣带,要在手术后数月或数年去除,以免妨碍眼球的持续生长。

巩膜扣带术通常用于治疗4期和5期的新生儿视网膜病变。

(2)玻璃体切割术:是用玻璃体切割器伸入玻璃体腔,切除粘连的瘢痕组织,用生理盐水代替切割掉的玻璃体,松解瘢痕组织对视网膜的牵拉,帮助脱离的视网膜复位(图49)。通常用于治疗5期的严重病例,但解剖上和视力上的预后都非常差。玻璃体切割术可和巩膜扣带术联合进行。

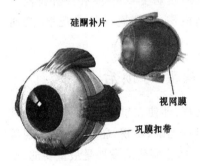

图 48　巩膜扣带术　　　　图 49　玻璃体切割术

15. 早产儿视网膜病变治疗后要注意哪些问题

(1)激光治疗后需要滴眼药1周。眼内手术后需要其他药物治疗,取决于手术类型和手术时发生的情况,由医生视具体情况决定。

(2)如果患儿对激光治疗反应良好,治疗后2～3周复诊。治疗效果好,不需要进一步治疗,但需要每月复诊1次,持续数月,确保没有不良变化发生。如果治疗效果不好,需要考虑再次激光治疗,或做巩膜扣带术和(或)玻璃体切割术。

16. 为什么要对早产儿进行长期眼部观察

(1)20%的早产儿将发生斜视和屈光不正。最好请眼科医生每6个月检查一次,直到3岁。

(2)10%的早产儿将来发生青光眼。眼部检查,包括测量眼压,应该成为每年身体检查的一部分。

(3)很多早产儿因早产儿视网膜病变以外的原因引起视力下降,如视皮质发育不好或受到损伤,需要通过长期观察,判明原因。

17. 早产儿视网膜病变的预后如何

很多因素影响视觉系统的发育,即使在早产儿视网膜病变被治疗以后,也可能发生黄斑移位,青光眼,斜视,屈光不正,弱视等而导致视力丧失。家长必须明白,防止病变的发展是最重要的,要敢于面对现实,果断同意有经验医生的手术建议,特别是严重病例。患儿可能需要多次手术,用遮盖疗法治疗弱视,戴厚镜片矫正近视眼,手术矫正斜视等。即使在最好的治疗和护理条件下,有的孩子还是以失明而告终,治疗前要有思想准备。家长应该理解,医生对预后的回答非常慎重,因为不可预测的因素太多。

本病不多见,有治疗经验的眼科医生很少,治疗前对医院和医生的选择要高度慎重。

十五、视网膜母细胞瘤

1. 什么是视网膜母细胞瘤

大多数癌症都以其开始发生的部位命名。顾名思义,视网膜母细胞瘤是发生于视网膜的肿瘤。视网膜母细胞瘤是儿童唯一的常见肿瘤,常发生在 5 岁以前。当然,在非常罕见的情况下,儿童也可发生其他种类的肿瘤。

眼睛发育很早,胎儿在母亲子宫里,眼球就开始发育。在发育的早期阶段,眼球内有一种细胞叫成视网膜细胞(视网膜母细胞),它分裂出新的细胞充满视网膜。后来这种细胞停止分裂,发育出成熟的视网膜细胞。在罕见情况下,视网膜发育过程中,某个环节发生错误,有些成视网膜细胞继续无限制的、迅速的分裂和生长,导致视网膜母细胞瘤的发生。

大约 40% 的视网膜母细胞瘤的病例是遗传性的。所有双眼病例都是遗传性的,通常影响年龄较小的儿童(2 岁以下)。单眼病例通常不是遗传性的,多发生在年龄较大的儿童。

2. 有多少孩子患视网膜母细胞瘤

据估计,全球每百万 5 岁以下儿童中,视网膜母细胞瘤约有 11 例。为较多专家接受的估计是,每 1.8 万～3 万存活的新生儿中,有 1 例发生视网膜母细胞瘤。据美国癌症协会的估计,在盲童的失明原因中,5% 为视网膜母细胞瘤所致。

视网膜母细胞瘤的发病率,在 0～14 岁的儿童中,没有明显年龄区别。据估计,男孩和女孩发病率的比例为 1.12∶1。没有种族差别。

被诊断为视网膜母细胞瘤的 5 岁以下儿童中,1.5 岁的病例占 90%。双眼受累的儿童被诊断时的平均年龄为 13 月龄,单眼罹患的病例诊断时的平均年龄为 2 岁。有家族史的双眼视网膜母细胞瘤患儿,被诊断时的平均年龄为 11 月龄。

据文献报道,有少数视网膜母细胞瘤发生在成年人(20 岁或更大)。有人推测,这是先前就存在视网膜细胞瘤,后来转化为恶性。

3. 视网膜母细胞瘤的存活率如何

通过适当的治疗,视网膜母细胞瘤患儿的存活率为 86%～92%,85% 可保留视力。

由于基因突变的影响,患者每存活 10 年,存活率都要下降。基因突变是患者身体内的每一个细胞内的基因都发生突变。基因突变常发生在双侧病例或单侧多发病例(一只眼内有多个分开的肿瘤),而且容易诱发第二种癌症,死亡率明显高于单眼单发视网膜母细胞瘤。最重要的死亡先兆是向眼外扩张,直接穿过巩膜蔓延到眼外或沿视神经蔓延到颅内。

儿童发生视网膜母细胞瘤,增加后来发生其他类型癌症的危险。接受放射治疗或某种类型的化学治疗的遗传性视网膜母细胞瘤,患儿的危险较大。视网膜母细胞瘤发生在一只眼的儿童,对侧眼发病的危险增加,需要定期进行眼科检查,即使在治疗之后。家长应该记住,有视网膜母细胞瘤的孩子,不光要不断检查眼部,而且终身都要定期进行全身检查,以便及早发现可能发生的其他肿瘤。

4.发生视网膜母细胞瘤的危险因素有哪些

成年人发生癌症的危险因素很多,如不良的生活方式、不喜欢吃水果和蔬菜、锻炼不够、吸烟、饮酒等。但这些因素对视网膜母细胞瘤没有明显影响。视网膜母细胞瘤的危险因素主要有两种:

(1)年龄:视网膜母细胞瘤的诊断年龄,约三分之二的病例在2岁以前,约95%的病例在5岁以前。成年人发生视网膜母细胞瘤极为罕见。

(2)遗传:由于孩子父母之一发生基因突变,引起的遗传性视网膜母细胞瘤的发生,在所有视网膜母细胞瘤病例中约占40%,其中85%影响双眼,15%影响单眼。其余60%的病例是散发的,不是来自父母的遗传。非遗传性视网膜母细胞瘤几乎只影响单眼。

5.为什么会发生视网膜母细胞瘤

第13号染色体上的RB1基因发生突变,是视网膜母细胞瘤产生的原因。身体内的所有细胞,卵细胞和精细胞除外,都有22对常染色体。身体里的所有细胞,包括卵细胞和精细胞,都叫体细胞。体细胞内都含有一对第13号染色体,可以复制一对RB1。每一个卵细胞或精细胞内只有一个13号染色体,只能复制一个RB1。

RB1产生肿瘤抑制蛋白质,这种蛋白质调节细胞的正常循环。视网膜也有这种蛋白质,正常视网膜细胞完成一次生长循环,意味着老细胞的死亡和新细胞的产生,RB1参与细胞生长和死亡的正常循环。

失去正常循环和分裂,不受控制的细胞,称为癌症细胞。这些细胞不断地进行分裂,分裂的速度比正常细胞快得多,而且没有寿命的限制。相邻的癌症细胞相互形成团块,即肿瘤。能够蔓延到身体其他部分的肿瘤,为恶性肿瘤。

在正常情况下,为了防止视网膜细胞变成癌症细胞,每个RB1 基因都产生肿瘤抑制蛋白质(图 50,左图)。遗传性视网膜母细胞瘤的患儿(占所有病例的 40%)有一个突变的 13 号染色体来自父亲或母亲的遗传(图 50,中图),这个染色体内的 RB1 不能产生肿瘤抑制蛋白质(Rb 蛋白质)。但是,另外一个正常染色体中的RB1 可以产生肿瘤抑制蛋白质。所以,该患儿有发生视网膜母细胞瘤的危险,但并不发生。只有当另外一个正常染色体也发生突变,两个 RB1 都不能产生肿瘤抑制蛋白质时,视网膜母细胞瘤就发生了(图 50,右图)。在散发性视网膜母细胞瘤(占所有病例的60%)中,遗传来自父亲和母亲的两个 RB1 基因都是正常的。只有"碰巧",这两个染色体都发生突变,它们的 RB1 基因都不能产生肿瘤抑制蛋白质,才能发生视网膜母细胞瘤。两次突变都发生在视网膜发育的过程中。散发的意思是"靠机会发生"。其他的肿瘤也发生 RB1 的突变,包括骨肉瘤和乳腺癌。

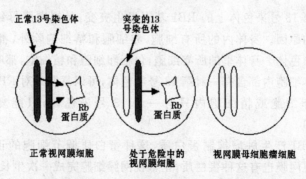

图 50　第 13 号染色体突变和视网膜母
细胞瘤发生关系示意图

6. 视网膜母细胞瘤可分为几期

(1)眼内生长期:肿瘤早期在眼内生长,可引起视力丧失。肿瘤破裂使肿瘤细胞漂浮在玻璃体中,达到眼球的其他部分,形成更多的肿瘤。肿瘤可以发展到充满整个眼球。有些病例,在玻璃体内扩散,使肿瘤细胞呈圆形团块,漂浮在玻璃体和前房中,很像眼内炎或虹膜睫状体炎。当肿瘤突破视网膜的内界膜时,表面没有血管或只有细小的不规则的肿瘤血管通过瞳孔反射出黄白色的光。

(2)青光眼期:眼内肿瘤不断发展,肿瘤细胞堵塞房水排出通道,引起继发性青光眼。青光眼是视网膜母细胞瘤的严重并发症之一,使眼球扩大和导致视力丧失。

(3)眼外扩展期:肿瘤向眼外的扩展途径如下:①向前穿过角膜扩展到睑裂之外。②肿瘤细胞穿过脉络膜,向巩膜侵犯,穿过巩膜扩散到眼眶,形成眶内肿瘤,使眼球突出。③肿瘤向后沿视神经蔓延到眼眶内和颅内。

(4)全身转移期:一旦肿瘤蔓延到眼球之外,肿瘤细胞通过血流和淋巴系统迅速蔓延到脑、骨和内脏,导致婴儿死亡。

7. 视网膜母细胞瘤有哪些临床表现

(1)白瞳症:视网膜母细胞瘤最常见的症状是白瞳症,占病例中的56.1%。当瞳孔反射出来的是白光,而不是正常的红光,称为白瞳或白瞳症(图51)。正常情况下,瞳孔的红光反射来自视网膜血管的反光。在用闪光灯照相时,红光反射往往非常明显,因为瞳孔暴露在强光下的时间非常短,瞳孔来不及收缩。用闪光灯照相时出现"红眼",说明孩子没有视网膜母细胞瘤。

白瞳症常见于视网膜母细胞瘤,但有白瞳症的儿童并不一定有视网膜母细胞瘤,其他眼病,如先天性白内障、新生儿视网膜病变、视网膜脱离等也可以引起白瞳症。

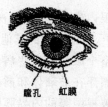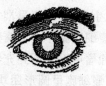

瞳孔　虹膜

图 51　白瞳症示意图

(右眼正常,左眼白瞳症)

(2)斜视:斜视常为视力丧失的结果,在视网膜母细胞瘤的常见症状中占第二位。对于所有发生斜视的儿童,都必须散瞳检查眼底。儿童斜视发生的原因很多,已在斜视章内介绍,视网膜母细胞瘤是一种比较少见的斜视原因。

(3)眼球突出:为肿瘤已经扩展到眼眶内的症状,比较常见。

(4)继发症状:视网膜母细胞瘤可引起一些继发症状,约占视网膜母细胞瘤症状中的10%:①青光眼。②视网膜脱离。③假性葡萄膜炎。眼红,疼痛伴有前房积脓和积血,为罕见症状。为浸润型视网膜母细胞瘤的特点,肿瘤细胞弥散侵入视网膜,还没有形成分散的肿块。④眼眶炎症。类似眼眶蜂窝织炎,发生在肿瘤坏死的眼睛,并不一定说明已向眼外扩展。

8. 如何诊断视网膜母细胞瘤

体检和影像检查可以发现儿童和成年人大多数被怀疑的癌症。但是,只有当诊断被病理检查(从肿块上取小块组织标本,在显微镜下检查)确认,方可开始治疗。视网膜母细胞瘤是一个重要的例外,通常先开始治疗,再取标本做病理检查予以确认。原因有二:第一,有经验的眼科医生能够相当正确地辨认视网膜母细胞瘤,而且能够和其他眼部问题明确区分;第二,要取这种肿瘤的标本必然损伤眼球,可能引起肿瘤扩散。

诊断视网膜母细胞瘤的检查方法如下:

(1)瞳孔红光反射试验:儿童出现视网膜母细胞瘤的症状,最早发现的往往是家长或儿科医生。医生常常用红光反射试验,初步诊断和确认白瞳症。检查前可能需要散大瞳孔,用检眼镜或手电筒的光束通过瞳孔向眼内照射,以观察从视网膜发射出来的光的颜色,如果是白色可以确认为白瞳症。

在暗室中用数码相机对患儿面部进行4~5次闪光照相,检查瞳孔反光的颜色,是一种简单易行的方法。用普通相机也可以,但数码相机能够马上通过显示屏看到结果,更为方便和及时。

(2)眼底检查:如果家长和儿科医生,怀疑孩子可能有视网膜母细胞瘤,应该立即转给眼底病专家。眼底病专家用直接或间接检眼镜检查眼底。检查前要散大瞳孔,放开睑器保持眼睛睁开,有些婴儿可能需要全身麻醉。在检查时,医生可能要用巩膜顶压器在不同部位顶压巩膜,以便看清楚周边视网膜。医生通过检查,要绘制肿瘤位置、大小和形态的示意图,或者通过眼底照相机摄影留档。

(3)超声波检查:超声波检查可以建立眼内结构的图像,确认肿瘤是否存在和评估肿瘤的大小,发现钙化点,以及区分视网膜母细胞瘤和非肿瘤组织。

(4)X线检查:如果没有 CT 扫描和超声波检查设备,X 线检查的唯一作用是鉴别屈光间质混浊的患者的眼球内是否有钙化点。

(5)电子计算机断层扫描(CT 扫描):头颅和眼眶的电子计算机断层扫描,是一种诊断和发现眼内钙化和显示肿瘤范围的敏感方法。如果肿瘤已经侵犯到眼外,CT 扫描可以发现。CT 扫描在评价中枢神经系统的解剖和是否被肿瘤侵犯方面,有无可估量的价值。

(6)核磁共振成像(MRI):核磁共振成像的优点,是有助于评估视网膜母细胞瘤的分化程度,但特异性不及CT扫描,因为它在发现钙化方面不敏感。但它可以区分低密度的肿瘤和玻璃体,以及鉴别出血和渗出性视网膜脱离。

(7)化验检查:如果发现肿瘤已经扩散到眼外,则需要进行各项化验检查,如血液化验,抽取脊椎液和(或)骨髓做病理检查。骨髓穿刺和进行活体组织检查,可以发现癌症细胞是否已经扩散。因为视网膜母细胞瘤的播散模式,是先进入骨髓,然后返回通过视神经进入脑脊液,这种检查有助于早期诊断远距离播散。

(8)房水酶的测定:对于怀疑有视网膜母细胞瘤的患儿,房水中酶的测定,可提供有用的信息。乳酸脱氢酶(LDH)是一种利用糖作为能量来源的糖酵解酶。它在代谢活跃的细胞中有很高浓度。正常情况下,它在房水中的浓度很低。如果发生视网膜母细胞瘤,房水中的乳酸脱氢酶很高。

(9)病理检查:手术时必须切取肿瘤标本,请病理学专家进行各种病理学检查,包括免疫组织病理学检查和电子显微镜检查。

9. 视网膜母细胞瘤患者容易发生第二种原发性恶性肿瘤吗

(1)研究显示,存活下来的双眼视网膜母细胞瘤患者,在一生中有发生第二种原发性恶性非眼部肿瘤的高度危险。研究积累的资料发现,诊断为视网膜母细胞瘤后的50年内,第二种癌症的发生率为51%。视网膜母细胞瘤和第二种癌症发生之间的潜伏时间,平均为13年。第二种恶性肿瘤可发生在一生中的任何时间,发病高峰期在13岁。一般认为,第二种恶性肿瘤的发生与第13号染色体突变有关。

(2)患者进行外部放射治疗,明显增加发生第二种肿瘤的危险。Dunkel 等研究发现,视网膜母细胞瘤患者到了 40 岁,没有接受外部放射治疗的患者发生第二种原发性恶性肿瘤的只有 6%,而接受外部放射治疗的则高达 35%。第二种癌症的发生和接受治疗的剂量有关。

(3)大多数第二种肿瘤恶性程度高,预后很差。最常见的为骨源性肉瘤(股骨多见),常发生在放射治疗的照射野中。其他第二种恶性肿瘤有:成神经细胞瘤、软骨肉瘤、横纹肌肉瘤、神经胶质瘤、血癌(白血病)、脂肪癌、鳞状细胞癌、皮肤黑色素瘤等。

(4)视网膜母细胞瘤患者和他的兄弟姐妹要定期进行身体检查,以便及时发现视网膜母细胞瘤以外的第二种肿瘤。

10. 什么是三侧视网膜母细胞瘤

(1)双侧视网膜母细胞瘤,并发一个异位的颅内肿瘤,称为三侧视网膜母细胞瘤。颅内肿瘤常为松果体或蝶鞍旁区母细胞瘤。在所有视网膜母细胞瘤患者中,三侧视网膜母细胞瘤约占 3%,常发生在 5 岁以前。

(2)三侧视网膜母细胞瘤明显增加患者的死亡率,50%的患者在 10 岁前死亡。

(3)对于双侧,多发,有阳性家族史的视网膜母细胞瘤患者,要加强对三侧视网膜母细胞瘤的检查。因为这样的患者发生三侧视网膜母细胞瘤的危险程度很高。检查的方法是,出生后每 6 个月通过核磁共振(MRI)或 CT 扫描检查一次,直到 5 岁。

11. 如何早期发现视网膜母细胞瘤

(1)对于没有视网膜母细胞瘤家族史的儿童,视力筛查是早期发现视网膜母细胞瘤的唯一方法。对于有视网膜母细胞瘤家族史的儿童,他们体内有发生遗传性视网膜母细胞瘤的异常基因,具有发生该肿瘤的高度危险。除进行常规视力筛查之外,出生后的头几年应定期反复进行眼科检查,以便在最早期阶段发现肿瘤。眼科检查从出生后几天开始,在 6 月龄检查后,每 2～3 个月检查一次,直到 2 岁。以后每 4 个月检查一次,到 3 岁为止。以后的检查间隔延长,具体延长时间由医生根据情况而定。

(2)多数遗传性视网膜母细胞瘤的病例,被诊断在几个月大的婴儿。如果双眼发生这种肿瘤,通常同时出现,但有些婴儿的肿瘤先出现在一只眼,一年后才出现在对侧眼。因此,一只眼被诊断为视网膜母细胞瘤后,必须重复检查双眼。如果发现的视网膜母细胞瘤,是遗传性的,还要定期做核磁共振(MRI)检查,确定是否存在成神经细胞性脑肿瘤,以便及早发现三侧视网膜母细胞瘤。

(3)因为视网膜母细胞瘤可能是遗传性的,染色体和 DNA 检测是预防和早期发现该病的重要组成部分。美国癌症协会的报告称,携带视网膜母细胞瘤基因者,发生该病的几率是 80%,把该病基因传递给下一代的几率为 50%。

(4)早期发现和诊断是防止视网膜母细胞瘤转移和最终死亡的关键。

12. 什么是视网膜母细胞瘤的遗传检查

有视网膜母细胞瘤患儿的家庭,有必要寻求遗传学专家的帮助。评估某人的视网膜母细胞瘤是否为遗传性,有助于判断其他家庭成员,如兄弟姐妹、姑表兄弟姐妹、堂弟弟姐妹,以及后代,是否处于发生视网膜母细胞瘤的危险之中。遗传检查还能帮助选择适当的治疗方法,如遗传性视网膜母细胞瘤复发和发生第二种恶性肿瘤的危险较大,特别在使用放射治疗之后,因此,应该避免使用放射治疗。

单侧或双侧视网膜母细胞瘤的患者,有一位或多位亲戚也患该病,可以推测该患者的视网膜母细胞瘤是遗传性的。但是,不能根据没有家族史,就推断患者的视网膜母细胞瘤是非遗传性的。虽然没有家族史,大多数双侧和单侧视网膜母细胞瘤是遗传性的,而单侧单个视网膜母细胞瘤只有 15% 是非遗传性的。

确定某人的视网膜母细胞瘤是否为遗传性,唯一的方法是检查血液标本中,血细胞里视网膜母细胞瘤基因是否发生突变。视网膜母细胞瘤患者中,有 5%~8% 涉及 RB1 基因的染色体异常。在显微镜下,能够在第 13 号染色体上发现 RB1 基因。如果发现儿童有染色体异常,应该对他的父母也进行染色体分析。如果父母中有一位具有染色体异常,他们另外的后代也有发生视网膜母细胞瘤的高度危险。患者家长有异常染色体,他们有血缘关系的亲戚也应该进行染色体检查。

患视网膜母细胞瘤的儿童,常发现没有染色体异常。对于这种病例,可以进行 DNA 检查。DNA 检查比较困难,费时和花费大,因为有很多 RB1 基因在检查中发生变化。

如果能够得到肿瘤标本,在血液 DNA 检查前,可先进行肿瘤细胞的 DNA 检查。检查是为了发现引起肿瘤的 RB1 的突变。在某些病例,在肿瘤细胞内没有发现 RB1 的突变(大约为 20%)。在这些病例,血细胞的 DNA 检查,不能查明某人是否受到遗传性或非遗传性视网膜母细胞瘤的影响。如果在肿瘤细胞中发现一对 RB1 突变,相同的变化可能在血细胞中发现。如果在所有血细胞的检查中,RB1 都发生突变,该患者被推测,在出生时所有的细胞都有突变的 RB1。这种人把突变 RB1 遗传给他或她的孩子的几率为 50%。多数情况下,突变的 RB1 来自父母中的一方。偶尔,在怀孕期间卵细胞和精细胞在一起时,原始细胞自发出现突变的 RB1。

如果在血细胞的检查中,发现 RB1 突变,则患者的父母都应该进行血液检查,以发现相同的 RB1 突变。如果在患者父母中的一方发现 RB1 突变,可以推测视网膜母细胞瘤是遗传性的,其同胞兄弟姐妹有 50％ 的几率有遗传突变的 RB1。父母的远亲被确定有突变的 RB1,也说明他们有发生视网膜母细胞瘤的危险。

如果父母双方都没有发现 RB1 突变,解释比较困难。这种病例的视网膜母细胞瘤有 90％～94％ 的几率是不遗传的。

在某些病例,视网膜母细胞瘤患者的某些血细胞里发现有突变的 RB1,而另外一些细胞没有,推测该人的视网膜母细胞瘤并非遗传自其父母中的任何一方。兄弟姐妹和其他亲戚没有发生视网膜母细胞瘤的危险。但患者的后代有发生视网膜母细胞瘤的危险,因为他们的某些卵细胞或精细胞可能有突变的 RB1,而这种危险的几率少于 50％。

如果在某人的血细胞中,通过染色体或 DNA 检查,发现了突变的 RB1。可以通过羊膜穿刺或绒毛膜绒毛标本得到胎儿的细胞,在他们的孩子出生前检查染色体或 DNA,分析这些细胞是否有 RB1 突变或染色体异常。

13. 为什么诊断和治疗视网膜母细胞瘤选择医院很重要

视网膜母细胞瘤被确诊和分期之后,医生开始为患儿制定治疗计划。选择治疗方法是一项非常重要的决定。

因为视网膜母细胞瘤并不多见,只有大的医学中心才有治疗这种疾病的专家和条件。对视网膜母细胞瘤的治疗,需要眼科专家、小儿科专家、麻醉学专家、影像学专家等的密切合作,才有可能挽救患儿生命,保留有用的视力。为了确保不贻误早期诊断和治疗,患儿家长在选择医院时,一定要多方收集信息,慎重作出决定。切不可道听途说,迷信广告上的不实之词。

视网膜母细胞瘤治疗以后,复诊次数多,持续时间长,选择离家近的医院比较方便。如果满足不了上述要求,则宁可舍近求远。

14. 视网膜母细胞瘤能够预防吗

视网膜母细胞瘤和很多其他成年人肿瘤不同,它没有可以避免的危险因素,如吸烟、在工作场所暴露于危险化学物中等,所以不能够预防。唯一可以挽救患儿生命和保留视力的办法,是通过视力筛查早期发现和及时治疗。

15. 有哪些治疗视网膜母细胞瘤的方法

视网膜母细胞瘤的治疗方法因人而异,应根据患儿的年龄,涉及单眼或双眼,以及肿瘤是否扩散到身体其他部分等因素,选择治疗方法。所有患儿都需要治疗,不治疗意味着死亡。治疗的目的,按重要性顺序,依次为挽救生命,保留眼球和视力,防止毁容。

根据肿瘤的分期,可选择的治疗方法如下:

(1)手术。

(2)放射治疗(近距放射治疗或外部放射治疗)。

(3)光凝固治疗(用激光摧毁小肿瘤)。

(4)冷冻治疗(用细小的冷冻头摧毁小肿瘤)。

(5)温热治疗(使用红外激光摧毁小肿瘤)。

(6)化学疗法。

16. 如何用手术治疗视网膜母细胞瘤

手术摘除肿瘤是治疗视网膜母细胞瘤的标准方法。

(1)眼球摘除术:治疗视网膜母细胞瘤,最常用的方法是眼球摘除术。做这种手术是必要的,因为这是完全摘除肿瘤的唯一方法。只摘除肿瘤,而不摘除眼球是完全不可能的事。眼部的其他肿瘤或许可以这样做,但对于视网膜母细胞瘤来说,绝对不可能,因为手术将使肿瘤细胞扩散和蔓延。

眼球摘除术,在全身麻醉下进行。手术当日,家长把孩子送到手术室,麻醉时给孩子戴上特殊口罩,吸入麻醉气体后,几分钟就睡着了。手术时,整个眼球加上眼球后面连着的部分视神经被摘除。摘除的全部组织必须进行病理检查。

眉毛、眼睑和眼外肌都保留。手术不影响眨眼,流泪和眉毛的活动。手术并不复杂,手术时间不超过1小时。孩子在手术当日可以回家,按照医生的指导定期回医院复诊。

手术后3~6周,可以给孩子安装假眼(图52)。假眼只能解决美容问题,不能用它看东西。眼球移植问题至今没有解决。人工眼正在研究之中,尚未用于临床。

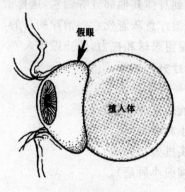

假眼

植入体

图52 眼球摘除后安装假眼示意图

如果肿瘤发生在一只眼,视力没有恢复的可能,应该摘除眼球。视网膜完全脱离和(或)眼球的后部为肿瘤充满,视力不可能保留,也应该摘除眼球。

如果肿瘤发生在双眼,双眼眼球摘除必然导致双眼失明。如果双眼均不可能保留有用的视力,这是最安全的治疗方法,毕竟生命比视力更重要。但是,如果保守疗法可以保住一只眼或双眼,则应该予以考虑。例如,使用温热疗法或放射疗法使肿瘤皱缩,保持视力不变或有所进步。控制肿瘤和保留视力的方法还有近距放射治疗,光凝固治疗,冷冻治疗等。

(2)眶内容摘出术:如果肿瘤发展到眼球周围的组织,但还没有向身体其他部位转移,可做(眼)眶内容摘出术。即把眼眶内的所有软组织剜出,用眼睑的皮肤覆盖裸露的眶骨。手术后留下眼眶形成的大窟窿,需要用特殊的眼眶植入体进行修复。

17. 如何用放射疗法治疗视网膜母细胞瘤

高能量的 X 线能够杀死癌细胞和延缓肿瘤的生长。放射疗法治疗视网膜母细胞瘤已经有很长的历史。和手术比较,放射疗法的优点是可能保留视力。但是,放射疗法有严重的缺点,它不仅影响癌症组织,也能破坏周围的正常组织。最终可能导致白内障的发生和损伤视网膜,引起视力下降。

有两种放射疗法用于治疗视网膜母细胞瘤:①外部放射疗法。②近距放射疗法。

18. 什么是治疗视网膜母细胞瘤的外部放射疗法

这种方法在 18 世纪早期就开始用于治疗视网膜母细胞瘤,以保留眼球和视力。放射线通过身体外部聚焦在肿瘤上,破坏癌细胞,和诊断骨折时的诊断 X 线检查类似(图 53)。放射治疗通常每周进行 5 次,持续 3～4 周。每次照射只需要几分钟,但要花很多时间进行定位,使放射线束准确瞄准肿瘤,尽量减少对周围正常组

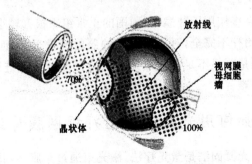

图 53　外部放射疗法示意图

织的照射。儿童的头部需要固定,年龄小的儿童可能需要给镇静药,以便治疗时保持不动。

视网膜母细胞瘤对放射线敏感,有较好的局部控制作用,用于治疗早期体积较小的肿瘤效果很好。放射疗法的不良反应,包括皮肤治疗区看起来像阳光暴晒过,需要5～12个月方能恢复,有些儿童有小片头发脱落,更为严重的是,外部放射疗法可影响面部的发育和增加发生第二种肿瘤的机会(估计增加6倍)。因此,目前已经用化学疗法代替放射治疗。但对以下情况放射治疗仍旧有价值:有明显玻璃体播散;在化学疗法治疗下肿瘤继续发展;眼球摘出时发现肿瘤已经扩散到视神经被切断的边缘。

19. 什么是治疗视网膜母细胞瘤的近距放射疗法

近距放射疗法又称内部放射治疗,把放射性物质暂时固定在眼球壁靠近肿瘤的地方(图54)。通过小手术将装有放射物质的盒子准确放入预定位置,一周后取出。最常用的放射性物质是同位素钴60和碘125。手术时儿童需要全身麻醉。近距放射治疗,仅限于治疗非关键区的一个大肿瘤或有限数量的中等大小的肿瘤(不超过3个)。

优点:直接作用于肿瘤,对周围的正常组织损害较小。

缺点:治疗不完全,对局部巩膜的照射剂量很高,而对前部肿瘤的照射剂量明显不足。把放射源放置到眼球后部进行照射,操作上比较困难。

20. 如何用光凝固法治疗视网膜母细胞瘤

典型的光凝固法是激光疗法,激光束通过角膜、瞳孔、晶状体,聚焦在眼内肿瘤的周围,利用激光产生的热量摧毁癌细胞。通常

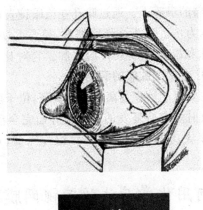

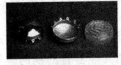

图54　近距离放射治疗示意图
（上图示放射源缝合到眼球外面；下图示装放射源的金属盒）

用光凝器在每一个肿瘤的周边作两排烧灼点。关键是不要直接烧灼肿瘤本身，因为浅色的肿瘤不能吸收足够的能量，反而促使肿瘤迅速扩散到玻璃体和视网膜的其他部分。通常需要治疗2～3次，间隔时间约1个月。治疗时儿童可能需要全身麻醉。

　　激光疗法只能用于治疗位于眼球后部或放射治疗后复发的小肿瘤。治疗接近视盘的肿瘤有产生大的视野缺损的危险。治疗接近黄斑的肿瘤有产生黄斑褶皱，使视力下降的危险。成功的光凝治疗，数周后肿瘤消失，出现扁平区。

21. 如何用冷冻法治疗视网膜母细胞瘤

　　冷冻疗法是用一个温度极低的冷冻头，使视网膜母细胞瘤冻结，利用低温杀死癌细胞。患儿被麻醉后，医生将冷冻头从眼球外面,贴在靠近肿瘤的巩膜上。通过瞳孔在检眼镜直视下,看到整个肿瘤被冻成冰球为止。为了杀死癌细胞,需要重复冷冻3～4次。冷冻将引起眼球和眼睑持续数日的水肿。它对比较小的肿瘤有效,不宜用于治疗有多个肿瘤的病例。

冷冻疗法主要用于治疗远离视盘和黄斑,位于前部的小肿瘤,也可用于治疗放射治疗后复发的病例。肿瘤完全消失,留下扁平色素瘢痕是治疗成功的标志。第一次治疗无效,可以再次重复冷冻。

22. 如何用化学疗法治疗视网膜母细胞瘤

通过口服或静脉注射抗癌药物,药物通过血流到达身体的各部位,治疗已经播散到其他器官的视网膜母细胞瘤。化学疗法常被用于治疗视网膜母细胞瘤已经蔓延到眼球外面的病例,也可用于癌症在眼内发展极快,怀疑已经蔓延到眼外的病例。

对于眼内的肿瘤,化学疗法可使小肿瘤皱缩,然后用激光疗法,冷冻疗法,温热疗法,或近距放射疗法完全摧毁肿瘤。

目前,视网膜母细胞瘤已经对化学疗法产生耐药性。转移的视网膜母细胞瘤常常皱缩一段时间,然后在1年之内再开始生长。

现在用于治疗视网膜母细胞瘤的药物有:卡铂(卡波铂)、顺铂(顺氯氨铂)、长春新碱、足叶乙甙(足叶乙苷)、替尼泊苷、环磷酰胺、多柔比星等。

药物可以单独使用,也可联合使用。联合使用效果可能更好,如环孢霉素并不直接杀死癌细胞,但能使癌细胞对其他杀死癌细胞的药物更敏感。

23. 用化学疗法治疗视网膜母细胞瘤可能引起哪些并发症

在化学治疗中,药物能够杀死癌细胞,也能损伤正常细胞,产生不良反应。化学治疗的暂时性不良反应有:恶心,呕吐,食欲缺乏,毛发脱落等。化学治疗可以损伤骨髓的造血细胞,引起血细胞减少,而出现以下问题:

(1)由于白细胞的减少,可增加感染的机会。

(2)由于血小板的减少,轻度切割伤或外伤容易引起出血或淤血。

(3)由于红细胞减少,可出现呼吸困难。

(4)由于红细胞减少,以及化学治疗和肿瘤本身的影响,容易产生疲劳。

在治疗过程中,预防严重的不良反应的发生非常重要。如果出现不良反应,应该及时告诉医生。多数不良反应在停止治疗后消失,如毛发重新长出来。对于很多暂时性不良反应,可用药物治疗。例如,止吐药可预防或减少恶心和呕吐,有些药可增加血细胞。常用的治疗药物之一,足叶乙甙(足叶乙苷),在治疗若干年后,可引起某些儿童发生白血病,使用时要特别当心。

24. 为了防止化学治疗的不良反应需要做哪些检查

(1)进行白细胞、红细胞、血小板计数检查。

(2)通过特殊的血液化验,了解肝脏和肾脏功能。

(3)在少见情况下,需要测量患者的听力,因为有些药物可能影响听力。

(4)超声心动图检查,了解心脏的功能,某些药物可能影响心脏。

25. 如何用温热疗法治疗视网膜母细胞瘤

温热疗法,是使用红外线激光器加热眼球。此法仅用于治疗位于某些位置的小肿瘤。手术在患儿全身麻醉下进行,一次加热在 10 次以内,进行 3 次治疗,治疗间隔为 1 个月。

26. 视网膜母细胞瘤治疗以后如何进行复诊

(1)视网膜母细胞瘤治疗后,不仅患者本人,包括他的兄弟姐妹在内,都需要无限期的复诊和观察。

(2)基因检查并不能完全除外发生视网膜母细胞瘤的可能性。患者和他的兄弟姐妹在 3～4 岁前,应该每 3～4 个月在全身麻醉下进行眼底检查一次。此后,每 6 个月检查一次,直到 5～6 岁。以后每年检查一次。孩子到了 8 岁,大多数孩子能够耐受散瞳眼底检查,而不需要麻醉,保持每年检查一次。

(3)患者和他的兄弟姐妹还要定期检查视力,眼位和一般眼部健康。在进行这些检查时,医生和家长需要询问和了解是否有第二种非眼部肿瘤的症状,以便及早检查和发现。

27. 视网膜母细胞瘤的预后如何

早期诊断和治疗是防止死亡和保留视力的关键。近 20 多年来,早期诊断和治疗的方法有了长足的进步,保存视力的机会增加,存活率明显提高。

据美国癌症协会的估计,视网膜母细胞瘤的 5 年存活率已经超过 90％。如果患儿在诊断和治疗后 5 年,没有再出现癌症,被认为治愈。但是,如果不进行治疗,视网膜母细胞瘤最终必将导致死亡。患儿经过治疗存活下来,增加发生第二种肿瘤的机会,因此,终身追踪观察非常重要。

视网膜母细胞瘤的预后取决于以下因素:肿瘤的范围,肿瘤的大小和位置,是否已经转移,肿瘤对治疗的反应,儿童的年龄和全身健康状况,患儿对特殊药物,手术等治疗方法的耐受性,治疗方法的最新进展等。

和任何癌症一样,预后和长期存活率有很大的个体差异。每一个儿童都有个体特性,对治疗的选择和预后的判断,必须因人而异。早期发现和积极治疗,对取得最好的预后至关重要。根据统计分析,各种不同情况的预后如下:

(1)早期诊断和及时积极治疗,一般来说,视网膜母细胞瘤患者的存活率超过85%。

(2)如果在视神经没有被累及和肿瘤没有蔓延到眼球外之前就摘除眼球,非三侧性视网膜母细胞瘤的5年存活率高达90%。

(3)如果肿瘤扩展到筛板(视神经离开眼球的地方)后面,但摘除眼球时,视神经断端没有发现癌细胞,存活率下降到60%。

(4)如果摘除眼球时,视神经断端发现有癌细胞,存活率下降到20%。

(5)视网膜母细胞瘤发展到眼外期,5年存活率不足10%。

(6)视网膜母细胞瘤如蔓延到颅内,将导致死亡。

(7)患儿视力可保留的百分比,只有一个肿瘤,尺寸为4~10个视盘直径,位于赤道或赤道后面或有多个尺寸4~10个视盘直径的肿瘤,全都位于赤道或赤道后面,为90%;有多个肿瘤,有些尺寸大于10个视盘直径或任何向前扩展到锯齿缘的肿瘤,为30%~40%;多个肿瘤侵犯视网膜超过一半以上或有玻璃体播散,为10%~15%。

(8)在外部放射治疗的患者中,60%需要进一步用冷冻疗法或光凝固疗法治疗。

(9)在需要外部放射治疗的患者中,20%最终需要摘除眼球。

(10)三侧性视网膜母细胞瘤患者的平均存活时间,通过治疗约为8个月,不进行治疗约为1个月。三侧性视网膜母细胞瘤患者的预后,诊断时无症状的患者比有症状的患者稍微好一些。

十六、婴儿和儿童的视力筛查

1. 什么是婴儿和儿童的视力筛查

视力筛查是采用与婴儿和儿童年龄相适应的简单技术,对大量儿童进行迅速视力检查和评估的系统方法。以期及早发现婴儿和儿童需要矫正或治疗的眼部问题,防止视力永久性丧失。视力筛查并不是进行全面的,综合的眼部检查。全面检查需要在眼科进行。

本书介绍和讨论的所有婴儿和儿童的眼病,概括来说,最好的预防方法就是视力筛查。

2. 为什么要进行婴儿和儿童的视力筛查

正常视力发育从出生开始持续到 10 岁左右,在出生后的头 6 个月发育最快。低龄儿童对影响视力和视力发育的因素非常敏感,如斜视,未矫正的屈光不正,视力剥夺等均可引起弱视。早产儿易患早产儿视网膜病变,弱视,斜视和屈光不正等眼病。如果早期发现,弱视和其他很多儿童视力异常是可以治疗的。

很多儿童的眼病,在早期没有症状,只有通过视力筛查才能发现,特别是婴幼儿。为此,很多发达国家制定了视力筛查的政策,对视力筛查的对象、年龄、方法、转诊标准、人员培训等各方面作出明确规定。

视力筛查的重点是婴儿和学龄前儿童,因为调查研究发现,这些孩子存在的视力问题多达 5%~10%,在 6 岁以下儿童中,斜视的发生率高达3%,其中40%有弱视。

3. 视力筛查和眼部检查有什么不同

视力筛查的目的是,发现需要早期干预的常见的眼病。视力筛查并不涉及对眼部结构的细致检查,如用裂隙灯检查眼前节,用检眼镜检查眼底等。

视力筛查和眼部检查的主要区别如下:

(1)视力筛查是为了发现儿童有高度危险的视觉问题,换句话说,通过视力筛查和风险评估,确定儿童的视觉问题有必要进行眼科专业检查。而眼部检查的目的,是发现儿童的眼病。

(2)视力筛查可能发现眼病早期和可治疗阶段的一些征兆。而眼部检查需要对眼病作出明确的诊断。

(3)视力筛查可由经过短期培训的护士,基层医务人员,甚至于小学和幼儿园的老师进行。婴儿和儿童的眼部检查,必须由有资质的、有经验的、水平较高的眼科医生进行。医生在检查后,要直接开处方,进行眼病的治疗。

4. 视力筛查在儿童多大时进行

对学龄前儿童进行视力筛查的主要目的,是为了在有效治疗期间发现弱视。在目前条件下,发现弱视的最有效的方法是视力筛查。对于大多数儿童来说,可靠的视力检查可以在3岁半左右进行,但有很多方法可对3岁半以前婴幼儿的视力进行评估。因此,从新生儿到4岁是儿童视力筛查的黄金时期。

试验证明,早期治疗弱视效果良好,晚期治疗效果很差,视觉系统的可塑性在6~8岁以后迅速下降。换句话说,弱视在6~8岁以后治疗,收效甚微。因而,很多眼科学家和儿科学家提倡对儿童进行早期视力筛查。

根据美国眼科和儿科学会的建议,婴儿和儿童视力筛查的年龄如下:

(1)儿科医生、家庭医生、注册护士、医生助理应该在医院婴儿室对新生儿进行眼部检查。

(2)有眼病家族史和明显眼部异常的高度危险的新生儿(包括早产儿),必须转给眼科医生进行全面眼科检查。

(3)在正常随诊和体检时,儿科医生必须对6月龄到1岁的婴儿进行常规视力检查。

(4)在正常随诊和体检时,儿科医生对3~3.5岁的儿童,必须用视力表测量视力。

(5)在正常随诊和体检时,儿科医生对5岁儿童,应该进行视力和眼位检查。发现任何异常,都应该及时转给眼科医生。

(6)对于5岁以后儿童,在学校常规身体检查中,应该由学校医生或护士进行视力检查。

(7)戴眼镜或接触镜的儿童需要每年验光一次,以便发现视力和屈光不正的变化。

5. 视力筛查包括哪些内容

视力筛查是为了在没有症状的受检者中,发现视力问题,以及了解受检者是否存在发生视力问题的危险。然后,将有视力问题或有发生视力问题危险的受检者转给眼科医生,进行全面眼科检查。视力筛查,在美国由儿科医生、学校医生、护士、家庭医生、验光师和经过培训的一般人员施行,而在印度主要由经过短期培训的志愿人员进行。检查的项目如下:

(1)新生儿

①外眼检查。检查皮肤、眼眶、眼睑、结膜、角膜、虹膜、瞳孔等。

②眼位检查。用角膜光反光法检查眼位。

③红光反射试验。用红光反射试验,检查屈光间质和眼底,以期发现白内障,早产儿视网膜病变,视网膜母细胞瘤等婴儿眼病。

(2)6月龄到2岁

①检查项目同上。

②视力检查。根据眼球注视和对灯光或小玩具的追随运动评估视力。

③眼位检查。除用角膜光反光法检查眼位外,加用遮盖试验检查眼位。

(3)3~4岁

①检查项目同上。

②视力检查。用E字视力表,Allen视力表或HOTV试验等方法检查视力。

(4)5~10岁:用标准视力表或其他视力表检查视力,至少每2年一次。

(3)11~18岁:用标准视力表或其他视力表检查视力,至少每3年一次。

6. 如何检查婴儿的视力

为了发现婴儿视力的异常发育的问题,如屈光不正、弱视、屈光间质混浊、视网膜病变等,视力检查非常重要。如上所述,由于婴儿的视觉系统发育不完善,不能用视力表测量婴儿的视力。为此,科学家研究出很多测量和评估婴儿视力的方法,主要有以下几种:

(1)注视法:"注视和追随"的"古典"方法,能够用于粗略的评估视力。在婴儿的前面放一个明亮的有彩色的物体,观察婴儿注视物体的情况。然后在婴儿的视野内缓慢移动物体,注意婴儿的眼是否追随物体移动。

对这种试验的一种改良方法是,使用大小不同的球作为目标。

用这些球分别在婴儿眼前摆动,观察婴儿的注视和追随反应。变化球的大小和摆动速度,以判断视力水平。

检查儿童的注视和追随物体的能力时,应该使用"一种玩具一看"的原则,因为年龄较小的儿童,在单一视觉刺激下很快感到厌倦。为了保持儿童的注意力,在检查注视、追随和眼位时,要准备多种能够吸引儿童注意的玩具,并且经常更换。

除了提供视力信息之外,注视和追随法还有助于评估眼外肌的功能和眼球的运动技能。任何明显的单眼或双眼注视受限,都应该引起注意和进一步检查。眼球内转或外转受限,说明有神经或眼球构造上的异常。

注视和追随法能够提供很多婴儿视力情况的信息。但是,应该知道,这种检查的结果,仅仅是粗略的估计,它的主要功能是除外明显的视力丧失。

(2)视动眼球震颤法:视动眼球震颤法能够提供婴儿视功能的定量和定性信息,而且检查也不难。视动眼球震颤反应,是受检者试图保持注视一系列移动的黑白相间的垂直条纹时引起的生理性,反射性眼球震颤。视动眼球震颤法甚至于可用于检查出生才几天的婴儿。

视动性眼球震颤法是基于这样的事实:眼睛自发地追踪一个移动的物体,当该物体离开视线以后,眼球迅速返回注视点,再开始追踪另外一个目标。这种皮层下的生理功能称为视动性眼球震颤,出生后约5天就存在。

(3)强迫选择优先观看法:检查婴儿和不会说话的幼儿的主要困难,是他们不理解对视力检查所做的指导和不能用语言作出反应。解决的方法之一是采用强迫选择优先观看法。强迫选择优先观看法可以用于3岁以下的儿童,对3月龄到1岁的婴儿特别有用。

新生儿和婴儿似乎并不厌烦视觉刺激,而是厌烦平淡的和没有变化的视觉刺激。所以,当我们让婴儿看一块纸板,纸板一半为平淡的灰色,另外一半有图案,婴儿将观看有图案的一边。强迫选择优先观看法,就是根据这种现象设计的。因为在这种视觉刺激下,婴儿不得不作出选择,故谓"强迫选择"。检查者根据婴儿头部和眼睛的转动判断婴儿的选择。图案上的条纹由宽到窄,依次向婴儿显示,到婴儿不出现选择为止。根据图案条纹的宽度和测试距离,评估婴儿的视力。强迫选择优先观看法是一种被广泛使用的,有效的检查婴儿视力的方法。

(4)电生理检查法:电生理检查是客观检查婴儿视力的另外一种方法。视觉诱发电位(VEP)和视网膜电流图(ERG)是测量视觉系统活动的一种非侵入性的方法。视觉诱发电位检查,是当受检者注视目标时,测量枕叶皮质视觉的电活动。视网膜电流图是测量视网膜对光反应时的电活动。因此,异常视觉诱发电位显示,视觉信息传导至大脑视皮质时出现的问题,而异常视网膜电流图则显示,视网膜感光细胞出现的问题。

这两种检查方法都需要把诊断电极放到接近眼球或大脑视皮质的关键部位。为了纪录电极探测到的信息,需要昂贵和复杂的仪器。为了使用这些仪器,检查者需要经过培训和具有较高的技能。

视觉诱发电位对视力下降非常敏感,因此,它可以作为一种测量屈光的方法,用于年龄很小的病人。在病人眼前放各种镜片,镜片联合的结果导致的视觉诱发电位出现最大反应,可判断受检者屈光不正的情况。视觉诱发电位还能用于发现弱视,皮质盲和视力下降。

除第一种注视法外,其他几种由于设备昂贵,检查费用高,均不用于视力筛查。

7. 如何检查学龄前儿童的视力

视力检查应该在儿童健康状况良好的情况下进行。检查视力的场所必须明亮。对年龄较小儿童进行视力检查,家长最好事先

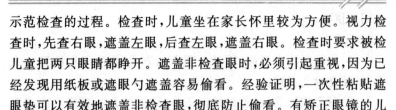

示范检查的过程。检查时,儿童坐在家长怀里较为方便。视力检查时,先查右眼,遮盖左眼,后查左眼,遮盖右眼。检查时要求被检儿童把两只眼睛都睁开。遮盖非检查眼时,必须引起重视,因为已经发现用纸板或遮眼勺遮盖容易偷看。经验证明,一次性粘贴遮眼垫可以有效地遮盖非检查眼,彻底防止偷看。有矫正眼镜的儿童在检查时要戴眼镜,但是,在查远视力时,千万不要戴阅读眼镜。

为检查不同年龄儿童的视力,有多种检查方法可供选用。有不同的图片试验,例如用于 3～4 岁儿童的 LHA 符号,HOTV 视力表和 Allen 卡片等。检查 4 岁以上儿童视力的方法有翻转 E 字表和 Snellen 字母或数字视力表等。

8. 什么是 LEA 符号

LEA 符号由 Lea Hyvärinen 发明,是唯一可对 1.5 岁以上儿童进行远、近视力检查的系列视标。这些符号容易被认识,在玩耍的情况下即可完成视力检查。对特殊儿童(如不会说话的儿童)的视力筛查,比较容易和准确。LEA 视力检查系统被美国儿科学会,美国儿科眼科和斜视学会,美国眼科学会和防盲协会联合推荐为视力筛查时,检查儿童视力的方法。

为了检查 2～5 岁对字母还不熟习的学龄前儿童,LEA 符号只有 4 种式样:圆圈(环或球),方块(正方形),房子,苹果(心脏)(图 55)。这些符号相似和不容易区分,避免孩子的猜测,所以被广泛采用。这些符号以不同大小和不同排列方式印在卡片上,还有示

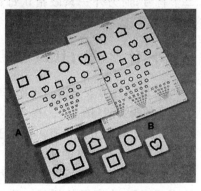

图 55　LEA 符号

(A. 成行符号;B. 单个符号)

教用的拼图。

检查方法：

(1)先同时检查双眼,按从上到下的方式,指出每行的第一个符号,让受检儿童辨认。

(2)只要能够辨认,就继续向下指,到受检儿童犹豫不决或看错为止。

(3)然后,向上移一行,叫受检儿童辨认该行所有符号。

(4)如果受检儿童辨认正确,再向下移一行,叫受检儿童辨认该行所有符号。

(5)如果受检儿童跳过一个符号,指出这个符号叫他再看一遍。

(6)弱视儿童可能跳过一行内的所有符号。

(7)视力纪录在最后能够辨认的这一行,在这一行中,5个符号中至少要能正确辨认3个。

(8)如果在3米远检查,视力值就是该行边上标注的视力值。

(9)在双眼检查之后,进行单眼检查,方法同上。

(10)开始进行单眼检查时,对一只眼指认每行的第一或第二个符号;而另外一只眼指认每行的最后一个符号。反过来也可以。

9. 什么是 HOTV 视力表

HOTV 视力表是用一张贴在墙上的仅包含 H、O、T 和 V 四个字母的视力表(图56)。在 3 米(10 英尺)或 6 米(20 英尺)距离检查视力。双眼分别检查。适用于检查 2～6 岁,不会说话和用标准视力表检查有困难的儿童。

除在墙上贴一张 HOTV 视力表外,同时为孩子提供一张有 H、O、T、V 4 个字母的纸板。检查者指出视力表上的一个字母,叫孩子在纸板上找到相同的字母。

如果看不清视力表上试读的这一行的视标,则向上移一行。如果这行还看不清,再向上移,直到能看清为止。然后再向下移,到看不清的一行为止。儿童在 10/25 行能够正确读出两个视标,可移到标准行(10/20)。儿童在这一行的 6 个视标中,正确读出的 4 个就算通过。然后,遮盖右眼,对左眼重复上述检查程序。

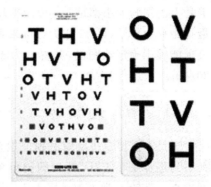

图 56 HOTV 视力表

10. 什么是 Allen 卡片

Allen 卡片的使用比 LEA 符号更早,它用图画作为视标,包括示意性的卡车、房子、生日蛋糕、熊、电话、马和树。Allen 卡片有不同的设计,下图显示一种设计,有 6 种图标:鸟、骑马人、生日蛋糕、电车、手、电话(图 57)。

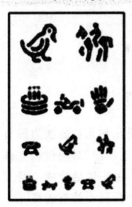

图 57 Allen 卡片

Allen 氏卡片有 4 张包含这 7 种图画的辨认卡。在进行正式视力检查前,让孩子通过口头表示或指出这 7 种图画。然后用其余的卡片进行检查。向孩子出示不同的图画,孩子能够辨认就继续向后退。当孩子不能辨认时,向前走几步确定在这一点上孩子能够辨认。所有 Allen 氏卡片上的图画大小都是 20/30。视力以孩子能够正确辨认图画的最远距离做分子，以 30 作为分母来表示。因此，如果孩子在 15 英尺远能够正确辨认图画，其视力为 15/30。这个视力相当 0.5 或 20/40。

11. 什么是翻转 E 字表

这是不需要口头反应的视力检查方法，只需要受检儿童指出一系列逐步变小的"E"开口朝向哪个方向。在 3 米距离，双眼分别检查。翻转 E 视力表适用于 3 岁以上儿童的视力检查（图 58）。

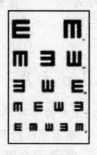

图 58　翻转 E 视力表

12. 什么是照相视力筛查

视力筛查难以普及的原因之一，是婴儿和儿童的视力筛查面临很多困难。婴幼儿对视力检查没有主动反应，对眼位和立体视检查也难以合作。有些年龄较大的儿童，由于说话晚或全身发育迟缓，视力筛查也有困难。对所有应该进行视力筛查的婴儿和儿童都进行筛查，难度很大，特别在医疗条件不好的地区。因此，视力筛查的方法必须简单、易行。

照相筛查是一项检查儿童弱视的新技术，可以发现斜视，屈光间质混浊,明显屈光参差等。照相筛查就是用照相机或摄像系统拍下受检儿童的角膜光反射和瞳孔红光反射,然后由人工或电脑分析,发现儿童的视力问题。

照相筛查比传统视力筛查的优越性在于,可以筛查那些检查视力有困难,而弱视发生率高的儿童,如早产儿,发育迟缓儿,有眼病家族史的年龄小的儿童。对于4～5岁的儿童,照相筛查并不比传统筛查方法好。对于学龄儿童,目前的传统筛查方法仍然可以被可靠的使用。

照相筛查是提高筛查普及率的一种手段,目前出现多种照相筛查系统,使用者必须知道如何适当的应用它们,了解它们的局限性,以及可能出现的假阳性和假阴性。

照相筛查使用的时间不长,需要进行更为广泛的研究,了解它对不同年龄组儿童发现弱视的准确率和花费－效能比。

目前,专门用于视力筛查的照相机已经问世,如 MTI Photo-Screener。这是一种手提式,使用拍立得底片的照相机。可用于小到6月龄的婴儿。它能够发现斜视和导致弱视发生的原因,如白内障和屈光不正等。检查时不需要滴眼药,无痛,每检查一个儿童,需时少于5分钟。它可以作为大规模视力筛查的工具。这种照相机为不会说话的儿童和检查视力有困难的儿童进行视力筛查特别有用。进行一次闪光照相,就能根据瞳孔红光反射,在照片上发现异常。在一张照片上曝光两次,一次显示垂直方向的屈光,一次显示水平方向的屈光,以便发现屈光不正。

13. 如何衡量视力筛查的准确性

视力筛查的主要目的是,发现疾病的早期征兆,以便早期治疗,减少疾病的发生。

衡量视力筛查准确性有以下3项指标:

(1)敏感性:指筛查对象中有眼病的儿童,被查出阳性结果的几率。

(2)特异性：指筛查对象中没有眼病的儿童，被查出阴性结果的几率。

(3)阳性先兆值：指筛查得到的阳性结果，经眼科进一步检查后，确实存在眼病的几率(正确诊断为阳性的人数除以真阳性和假阳性的总人数)。

理论上讲，视力筛查应该有100％的敏感性，100％的特异性，和100％的阳性先兆值。但是，目前并没有达到这样准确水平的视力筛查方法。